悲しいくらい人に聞けない看護技術

中山有香里

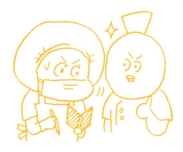

メディカ出版

はじめに

　ズルカンを手に取ってくださった読者のみなさま。まずは心より感謝を申し上げます。今回、ズルカン第2弾として描（書）かせていただいた「悲しいくらい人に聞けない看護技術」は、もうすぐ2年目看護師になる人たちを対象にしました。

　私が2年目看護師になったとき、チーム異動でまったく違う環境になり、先輩の目はおもに新人看護師さんに向けられるようになりました。はじめは「よっしゃ〜〜〜!! 先輩の目が離れた!! 念願の自由だ〜〜〜!!!」と……喜んだのもつかの間、次に襲ってきたのは「先輩の目がこっちに向いていないことへの不安」でした。先輩同士でも「2年目が自立して1年目に目がいきがちなぶん、インシデントなど起こさないようにしっかりサポートする」という声かけはされていましたが、どうしても1年目に目がいく。そして、2年目が重症部屋などを受け持つ機会が多くなる。さらに、チーム異動などでチームメンバーが交代することにより自分がどこまでできるのか把握している先輩が少ない、という地獄のコンボ。そのため、「できるよね？」と聞かれることも多かったし、「やったことがない」と主張が遅れると「じゃあ、今回は1年生に見学してもらおうか」など、かかわる機会を逃していき……恐ろしいことに私自身、経験したことのない処置や手技があるまま年数が経過していきました。1年目に見学した処置が、2年目になると「1回見たことがあるなら、介助してみよう」という流れにもなりやすく、「え!!!? 1回見たって、半年以上前……え？え？て、手順は……物品は、観察点は……!!!??」と頭のな

かがもうパニックでした。そんなときに、この本を読むことですぐに手順が確認できて、イラストで手技のイメージが思い出せたら、と願っています。

　タイトルは「悲しいくらい人に聞けない」としていますが、はじめての手技や不安があるときは必ず…必ず……先輩に相談してくださいね（はじめての手技を1人で行うのは危険です……）。

　タイトルは「悲しいくらい人に聞けない」としていますが、もちろんみなさんは経験したことのないことや、不安なことについては先輩に声を大にして言いましょう。この本では、「いまさら？と思われそうで聞けないこと」などについてフォローできればなぁ……という思いを込めて描（書）かせていただきました。

※「この本に描（書）いている手技や物品が、自分の施設とは違う」ということがあると思いますが、今回紹介させていただいた内容は一例であるため、各施設で統一された実施方法に従うようにしてくださいね。また、薬剤の内容については2018年11月現在のものであり、今後情報が変わることがあるのでご了承ください。

それではズルカン第2弾、はじまります！

中山有香里

Start!!

悲しいくらい人に聞けない看護技術

中山有香里

LESSON 1
中心静脈カテーテル "CVC" 7
~中心静脈カテーテルって何…!?~ 8
~中心静脈カテーテルの適応~ 8
~中心静脈カテーテルってどこに挿入するの…!?~ 9
~"CVC"、"IVH"、"TPN" などの違いって…!?~ 10
~ちなみに "CVポート" と "PICC" って何…!?~ 10
~中心静脈カテーテル挿入に必要な物品って…!?~ 11
~手順~ 13
~CVカテーテル挿入時の合併症~ 24
~CVカテーテル挿入中の合併症~ 25
手順をザックリまとめました！ 27
悲しいくらい人に聞けないポイント 28

LESSON 2
血液培養 31
~血液培養検査って何…!?~ 32
~血液培養検査の適応~ 32
~血液培養ボトルって何…!?~ 33
~手順~ 34
手順をザックリまとめました！ 41
悲しいくらい人に聞けないポイント 42

LESSON 3
経鼻胃管栄養 43
~経鼻胃管栄養って何…!?~ 44
~経鼻胃管栄養の適応~ 44
~経鼻胃管栄養の禁忌~ 44
~経鼻栄養カテーテルの太さと挿入の長さは？~ 45
~経鼻栄養カテーテルの種類~ 46
~その他の言葉の意味~ 47
~栄養摂取の方法~ 48
~手順1~（経鼻栄養カテーテル挿入）............ 49
~手順2~（経鼻栄養カテーテルからの栄養剤注入）............ 55
~経鼻栄養カテーテル挿入中の合併症~ 63
手順をザックリまとめました！ 65
悲しいくらい人に聞けないポイント 67
簡易懸濁法で注意する薬 69

LESSON 4 とっさの対応、はじめの一歩 — 70

- パターン1「トイレ内で意識消失している」— 73
- パターン2「気管チューブが抜けた」— 74
- パターン3「大量吐血」— 76
- パターン4「てんかん発作時」— 77
- パターン5「転倒し頭部から出血している」— 79

LESSON 5 腰椎穿刺 — 81

- 〜腰椎穿刺って何…!?〜 — 82
- 〜まってまって…"髄液"って、そもそも何…!?〜 — 83
- 〜腰椎穿刺の目的〜 — 83
- 〜髄液検査によってわかる疾患って何？〜 — 83
- 〜腰椎穿刺の禁忌〜 — 84
- 〜髄液圧と髄液の性状について〜 — 85
- 〜腰椎穿刺に必要な物品って…!?〜 — 86
- 〜手順〜 — 88
- 手順をザックリまとめました！ — 101
- 悲しいくらい人に聞けないポイント — 102

LESSON 6 挿管介助 — 105

- 〜準備物品について知ろう〜 — 106
- 〜挿管前の物品準備〜 — 113
- 〜挿管前の患者さんの準備〜 — 115
- 〜手順〜 — 117
- 手順をザックリまとめました！ — 128
- 悲しいくらい人に聞けないポイント — 130

LESSON 7 重症部屋患者さんのベッドサイド観察点 — 135

- チェック1「人工呼吸器」— 136
- チェック2「点滴」— 136
- チェック3「ドレーン類」— 137
- チェック4「心電図モニター・パルスオキシメーター」— 137
- チェック5「膀胱留置カテーテル」— 138
- チェック6「褥瘡予防」— 139
- チェック7「ベッドサイド、ベッド上の整理」— 144

LESSON 8 エンゼルケア（死後のケア）— 145

- 〜エンゼルケアの目的〜 — 146
- 〜死後のケアの流れ〜 — 147
- 〜こんなとき、どうする…？〜 — 165
- 手順をザックリまとめました！ — 166
- ナースの大森ちゃんのテクニック — 167

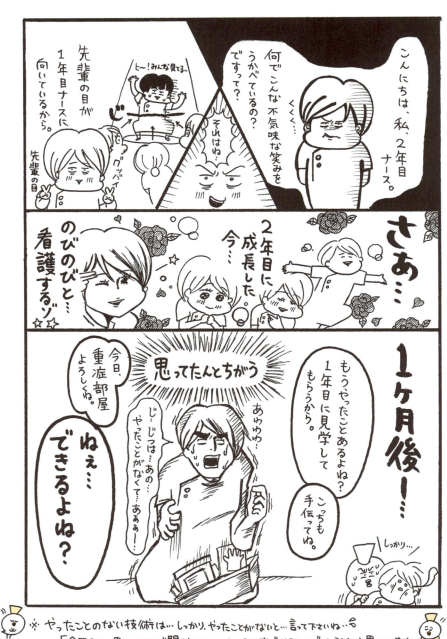

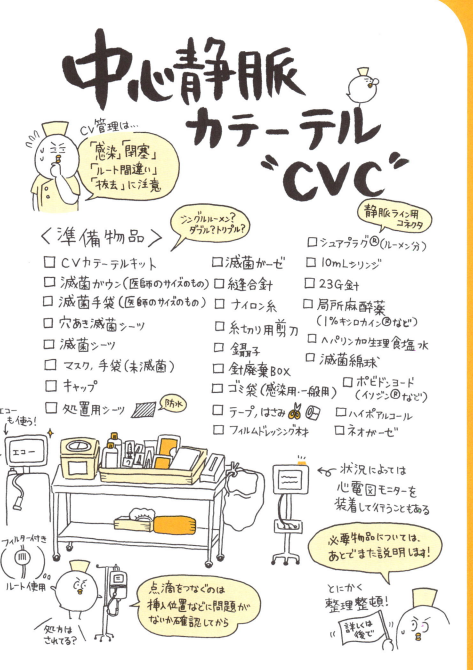

〜中心静脈カテーテルって何…!?〜

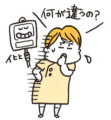

- 末梢静脈では投与困難な高濃度、高浸透圧の薬剤を投与することができる。
（中心静脈は心臓に近く血流が多いので、すぐに高濃度の薬剤も希釈することができる）

じゃあ"高濃度、高浸透圧の薬剤"って何？ってなるよね…

⇒ 高カロリーの輸液
（フルカリック®、ネオパレン® など）

ビタミン剤がついている
隔壁があって開通させて使用する

カテコラミン薬剤は中心静脈での投与が好ましいとされるが、低用量ならば末梢でもOK！
※静脈炎や血管外に漏れたときの細胞障害、効きの速さなどの観点から、一応CVのほうが望ましい

イノバン®やドブトレックスとかね…

〜中心静脈カテーテルの適応〜

- 高カロリー輸液療法が必要な患者さん（経口、経腸栄養が困難）
- 末梢静脈では血管炎を引き起こしたり、血管外漏出の際の細胞毒性が高いものを投与
（抗がん剤の確実投与、毒性の強い薬剤の投与など）
- 治療上長期間、血管内留置カテーテルが必要な患者さん（抗がん剤など）
- 末梢静脈路の確保が困難な患者さん
- 中心静脈圧の測定

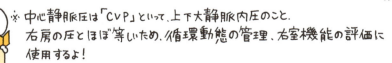

※中心静脈圧は「CVP」といって、上下大静脈内圧のこと。右房の圧とほぼ等しいため、循環動態の管理、右室機能の評価に使用するよ！

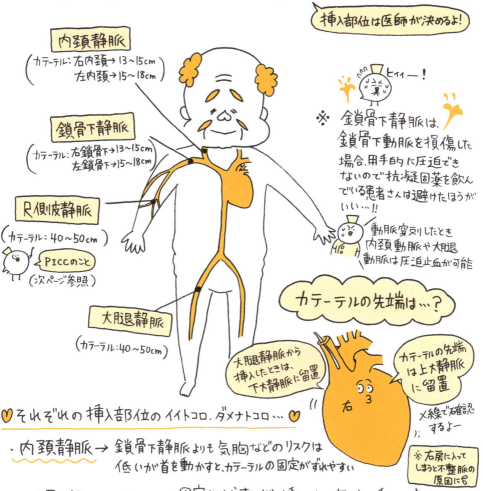

～"CVC"、"IVH"、"TPN"などの違いって…!?～

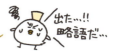
出た…!! 略語だ…

♡ "CV"や"CVC"は中心静脈カテーテルのこと。(CVカテーテルともいう)
　　　　Central Venous Catheter

♡ "IVH"は、中心静脈栄養のことで、口から栄養がとれない患者さんに点滴を用いて高カロリー輸液を投与することで、栄養補給すること

♡ "TPN"は、"IVH"と同じく中心静脈から高カロリー輸液を投与すること。

- TPN は "Total Parenteral Nutrition"
  　　　　完全　非経口　　　　　栄養
  ＝ CVからの栄養摂取 ⇔ PPN (末梢からの栄養)

- IVH は "Intravenous hyperalimentation"
  ＝ 静脈からの栄養摂取

"IVH"は日本ではよく耳にするけどTPNが国際的に主流になってきているらしい…
もうIVHって使わなくなってきてるんだって…!?

こっちのほうが意味が幅広い

"IVH挿入"って謎は変なんだな…

～ちなみにCVポートと"PICC"(ピック)って何…!?～

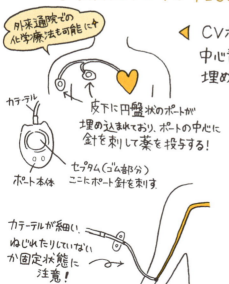

外来通院での化学療法も可能に♡

皮下に円盤状のポートが埋め込まれており、ポートの中心に針を刺して薬を投与する!

カテーテル
ポート本体
セプタム(ゴム部分) ここにポート針を刺す

カテーテルが細い。ねじれたりしていないか固定状態に注意!

◁ CVポートは皮下埋め込み型ポートのこと。中心静脈カテーテルの一種で前胸部や腕に埋め込むことが多い (患者さんの状態によっては、大腿や腹部に埋め込むこともある…)

CVポートが入っていると常に血管が確保されている状態で、在宅や長期抗がん剤投与の人にむいている

◁ PICC(ピック)は、末梢挿入型中心静脈カテーテルのこと。上腕より挿入する (細くて長いカテーテル)
- 腕から挿入するので、挿入時の気胸や動脈穿刺のリスクは低い
- 血管は細く蛇行していることもあり、挿入困難なこともある。

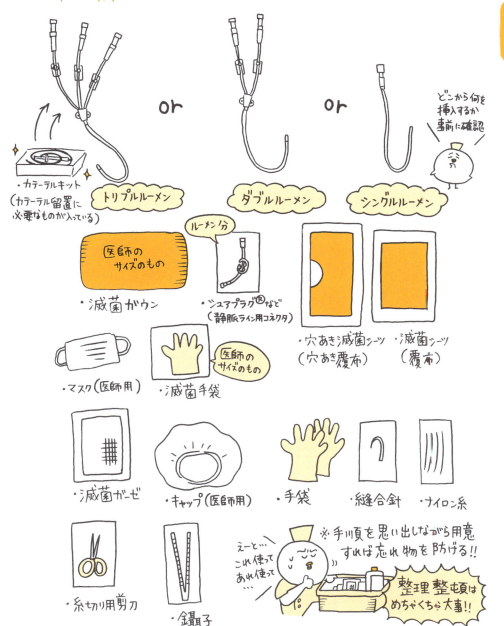

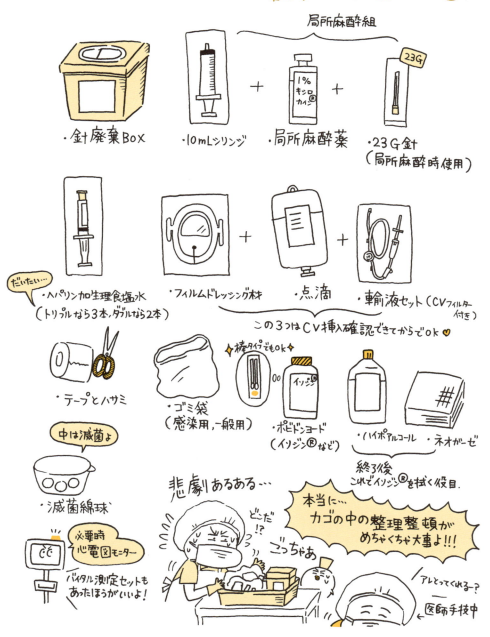

～手順～

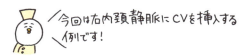
今回は右内頸静脈にCVを挿入する例です！

① 医師から中心静脈カテーテル挿入についての指示が出る

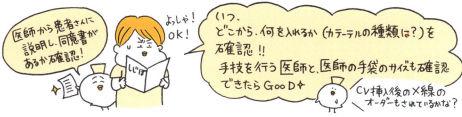

- 医師から患者さんに説明し、同意書があるか確認！
- よっしゃ！OK！
- いつ、どこから、何を入れるか（カテーテルの種類は？）を確認!!
- 手技を行う医師と、医師の手袋のサイズも確認できたらGooD♡
- CV挿入後のX線のオーダーもされているかな？

② 物品の準備（物品については 11 ページ参照）

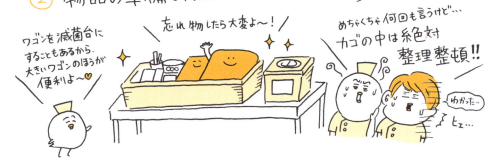

- ワゴンを滅菌台にすることもあるから、大きいワゴンのほうが便利よ～♡
- 忘れ物したら大変よ～！
- めちゃくちゃ何回も言うけど…カゴの中は絶対整理整頓!!
- わかった…
- ヒェ…

③ 看護師から患者さんに説明

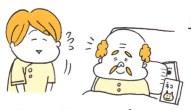

- 医師より説明がされているか（同意書ある？）
- 不安な点、不明な点がないか
- 消毒薬、麻酔薬にアレルギーがないか

を確認しておく

④ 事前準備として、挿入部位の保清や必要時剃毛をする

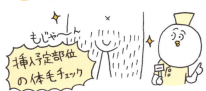

挿入予定部位の体毛チェック
もじゃ～ん

★ とくに鼠径部にCV挿入予定であったりすると、挿入や固定の邪魔にならないように体毛などを剃る必要がある

★ CV挿入前に入浴や清拭は終わらせておく（感染予防）

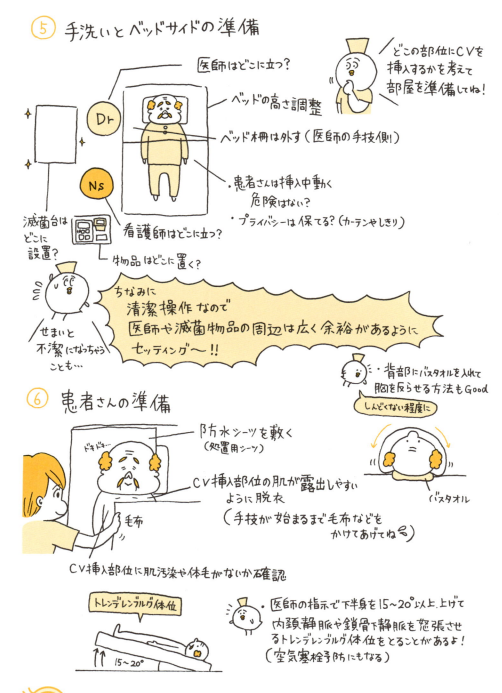

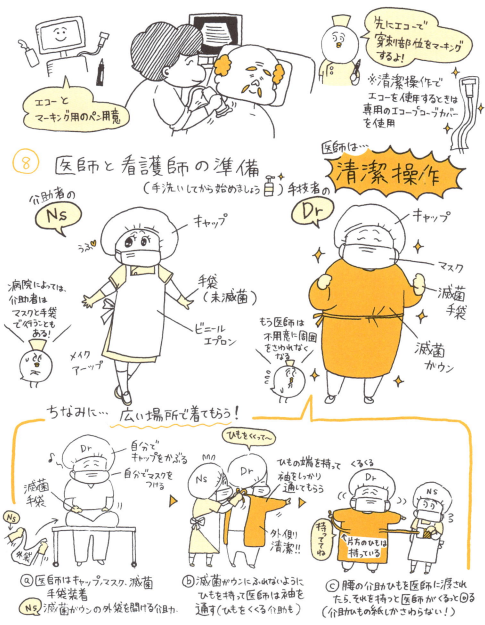

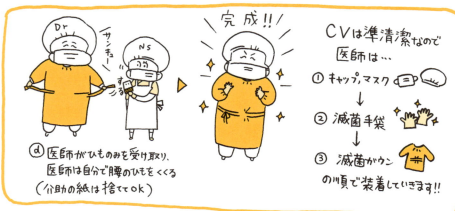

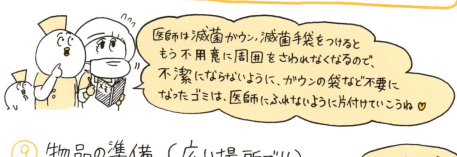

⑨ 物品の準備（広い場所で!!）

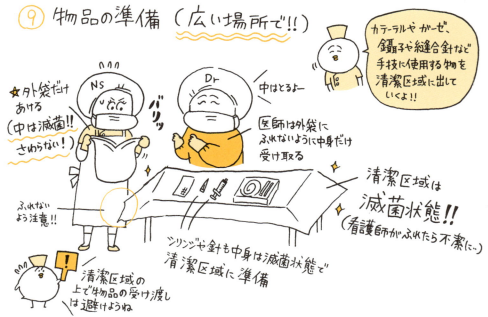

⑩ 局所麻酔薬の準備

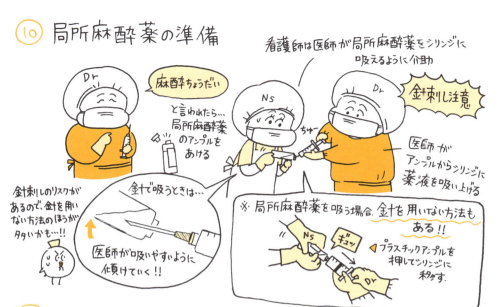

⑪ 医師がヘパリン加生食をCVカテーテルに満たす

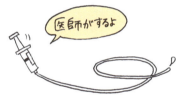

⑫ 穿刺部位を医師がイソジン®液で消毒する

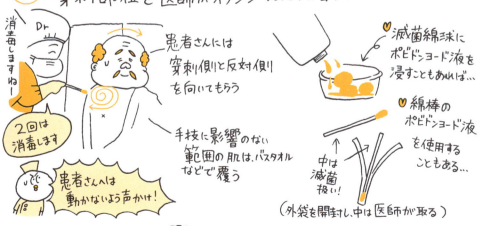

⑬ 穴あき滅菌シーツで覆う（医師が施行）

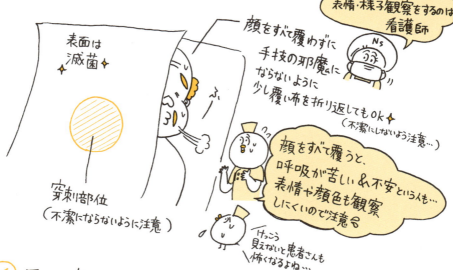

⑭ 局所麻酔を行う（医師が施行）

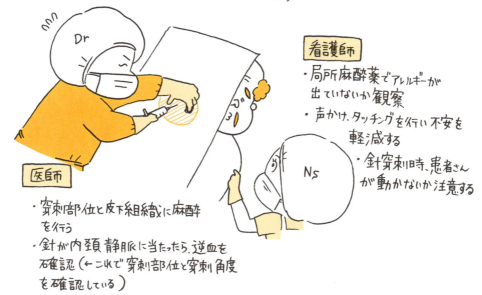

⑮ 穿刺針で内頸静脈を穿刺する（医師施行）

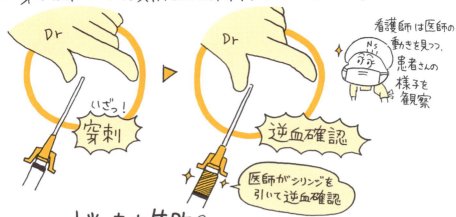

看護師は医師の動きを見つつ、患者さんの様子を観察

いざっ！ 穿刺
逆血確認
医師がシリンジを引いて逆血確認

ちなみに…本当にあった失敗

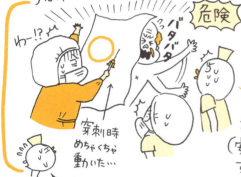

危険

穿刺時めちゃくちゃ動いた…

CV挿入時、動く危険のある患者さんは**必ず動かないように**

介助する看護師とは別に、身体を保持する看護師が必要!!
（安全第一のため、抑制や鎮静薬を使用することもある…）

命にかかわるからね…

⑯ 逆血が確認できたら、穿刺針の内筒を抜いて外筒を残し、カテーテルを挿入していく（医師施行）

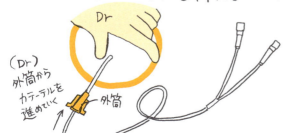

(Dr) 外筒からカテーテルを進めていく
外筒

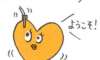

ようこそ！

☆ カテーテルの先端は、心房や大静脈心房接合部に近い大静脈まで挿入.

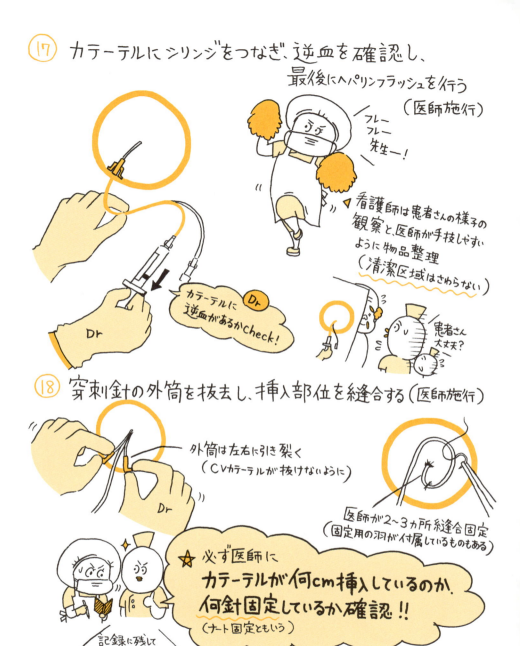

⑲ 縫合が終わったら医師が再度消毒。穿刺部を滅菌ガーゼで保護し、穴あき覆布を外す

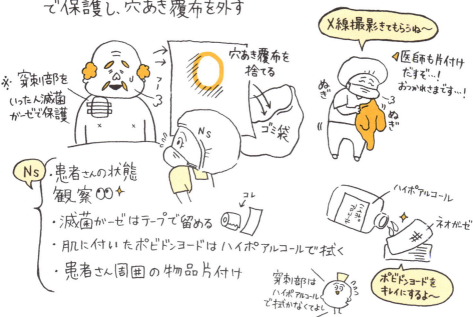

- 患者さんの状態観察👀✨
- 滅菌ガーゼはテープで留める
- 肌に付いたポビドンヨードはハイポアルコールで拭く
- 患者さん周囲の物品片付け

⑳ 胸部X線検査でカテーテルの先端や気胸の有無などを医師が確認する

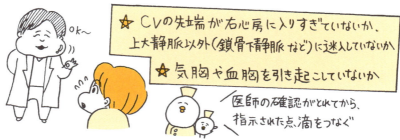

☆ CVの先端が右心房に入りすぎていないか、上大静脈以外（鎖骨下静脈など）に迷入していないか
☆ 気胸や血胸を引き起こしていないか

医師の確認がとれてから、指示された点滴をつなぐ

㉑ 看護師による消毒とドレッシング材での固定

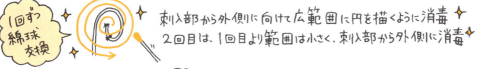

1回ずつ綿球交換

刺入部から外側に向けて広範囲に円を描くように消毒✨
2回目は、1回目より範囲は小さく、刺入部から外側に消毒✨

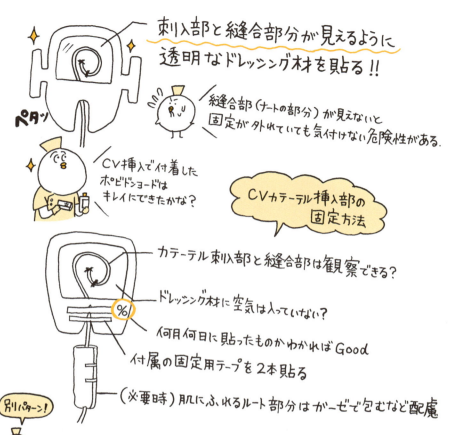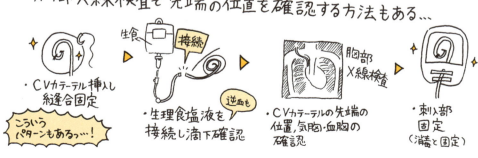

22 全身状態の観察、記録、片付け

CV挿入後の観察点

患者さん
- 表情、痛みや不快感の訴えがないか
- バイタルサイン変動の有無
- 発熱（38℃以上）の有無
- 呼吸苦の有無

刺入部
- CV刺入部に発赤・腫脹・滲出液・出血の有無
- 縫合固定は外れていないか
- カテーテルは抜けていないか
- ドレッシング材は剥がれていないか

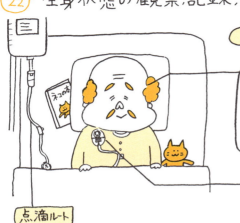

点滴ルート
- CVラインが複数あるとき、正しいラインより投与できているか
- 点滴ルートの位置は正しいか
- 圧迫、屈曲はないか
- ルート内に空気や薬液混濁や逆血がないか
- 滴下速度は正しいか

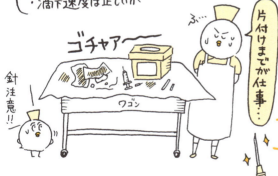

片付けまでが仕事…

◁ 使用後の物品は、ゴミを捨てたり、滅菌物はオートクレーブに依頼したり片付けは山ほどあるが…

針は必ず使用した本数を回収・破棄できているか確認する!!

（↑針が回収できていないと…ヒエェ〜）

カルテには、**CV挿入した記録!!**
バイタルサイン、CVカテーテル何cm挿入したか、CVカテーテルの種類、何針縫合しているかがわかるように!!

（白ライン、青ライン、茶ライン、それぞれ何を投与するのか）
↳ これはトリプルルーメンの場合。

ルート確認、ルート交換、消毒などの計画立案

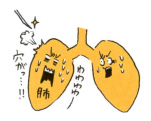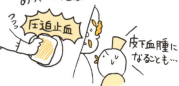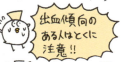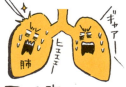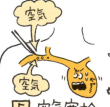

〜CVカテーテル挿入中の合併症〜

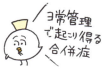
日常管理で起こり得る合併症

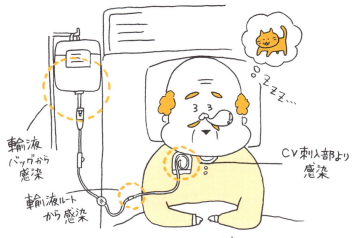

- 輸液バッグから感染
- 輸液ルートから感染
- CV刺入部より感染

1 カテーテル関連血流感染

（カテーテル挿入部、輸液ライン、輸液バッグからの感染）

大血管にカテーテルが入っているので全身への血流感染につながる…
敗血症の危険も…

早めの対応を…
初期症状は悪寒で始まる高熱

発熱時は医師の指示により血液培養検査やCVカテーテルを抜去する

2 静脈内血栓による閉塞 → まず血栓は肺血管に詰まる…！

（カテーテルの先端に血栓ができやすく、カテーテルを閉塞させたり、血栓が血流に乗って肺塞栓などを起こしたりするリスクもある）

恐ろしい…血液…
"CVにちゃんと逆血がある！"などで、その逆血したカテーテルを放置すると、血液が凝固してカテーテル閉塞や、血栓として体の中を飛んでいく危険がある

3 カテーテルの位置異常

X線撮影で確認するよ！

（カテーテル留置中に先端が移動し、抜けてきたりほかの血管に入ってしまったりする可能性がある）

抜けていると感じたら医師に報告！

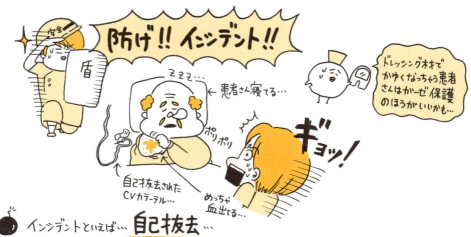

- インシデントといえば… <u>自抜去</u>…

対策
- こまめに（勤務交代前後は必ず!!）CVカテーテルの縫合固定状態、固定テープの状態観察
- CV刺入部を気にしていたり、さわったり、不快に思っていないか患者さんの様子観察

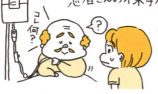

▶ 認知症やせん妄のある患者さんは自己抜去予防にCV刺入部の固定をしっかり行い直接さわれないようにガーゼ保護したり、袖の下にルートを通したりする。

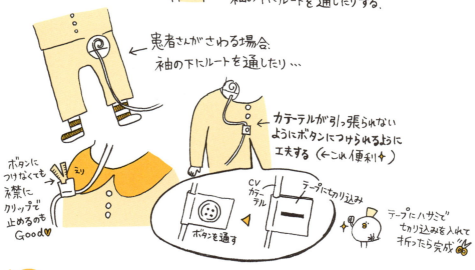

時間がないあなたに 手順をザックリまとめました！

① CVカテーテル挿入の指示 — シングル？ダブル？トリプル？どこから入れる？同意書ある？／チームリーダーへ報告してね

↓

② 物品準備、患者さん準備、手技を行う部屋準備
　　CV挿入予定の部位に毛は生えていない？清拭は終わってる？

↓

③ 医師滅菌ガウン、滅菌手袋装着　もうDrは清潔操作　Nsは不潔操作

↓

④ CV挿入に必要な物品を医師に渡していく（清潔操作で!!）

↓

⑤ （局所麻酔薬）医師が麻酔薬を吸えるようにアンプルをあけて介助
　　医師が吸いやすいようにアンプルを押す。

↓

⑥ 医師が消毒＆CVカテーテルを挿入していく　ガンバッテ！先生！
　（看護師は、患者さんが動かないか、気分不良を起こしていないか観察！）

↓

⑦ CVカテーテルを挿入したら、いったん医師が滅菌ガーゼで保護
　　滅菌ガーゼ＋テープで保護

↓

⑧ 胸部X線検査でCVカテーテルの先端を医師が確認
　（医師がX線写真で確認しているあいだ、患者さんのバイタルサイン測定や穿刺部周辺のポビドンヨードをハイポアルコールで拭いてキレイにする）

↓

⑨ CVカテーテルの先端がOKなら、再度CV刺入部をポビドンヨードで消毒　2回以上

↓

⑩ 透明ドレッシング材で固定＆指示された点滴をつなぐ（ラインを間違えないように）
　　CVラインはフィルター付きルートだよ

↓

⑪ 片付け、記録

悲しいくらい人に聞けないポイント

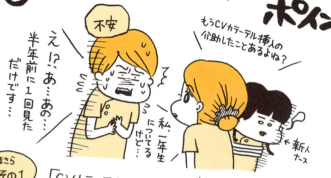

いまさら その1
「CVカテーテル」ってどこの血管に挿入するの?

→ 内頸静脈, 鎖骨下静脈, 尺側皮静脈, 大腿静脈
　　　　　　　　　　　　　（PICC）

いまさら その2
CVカテーテルの先端ってどこにあるの?

→ 上大静脈（上大静脈の右房の端に留置）
※ 大腿静脈から挿入したときは、下大静脈に留置.

いまさら その3
「ダブルルーメン」や「トリプルルーメン」の色の違いって何?

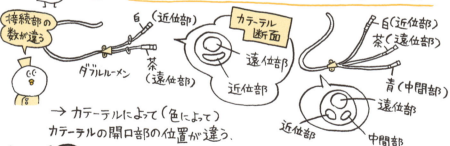

→ カテーテルによって（色によって）
カテーテルの開口部の位置が違う.

※メーカーによって違う…

- 白：近位部 → カテーテル先端から一番遠い
- 茶：遠位部 → カテーテル先端に開口部がある（内径が一番太い）
- 青：中間部 → カテーテルの開口部が中間位にある

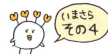 **いまさら その4**　「シングルルーメン」はいつ使うの?

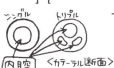

→ シングルルーメンは、ダブルルーメン、トリプルルーメンに比べてカテーテルの内腔が少ないので、その分 **感染のリスクが低くなる**

 2種類以上の薬剤を投与するときはダブル以上が良いけれど、中心静脈栄養のみならシングルでもOK!

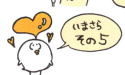 **いまさら その5**　CVカテーテルからの薬剤投与時、輸液ラインは専用の物なの?

→ **フィルター付きの閉鎖式輸液管理セットを使用する。**

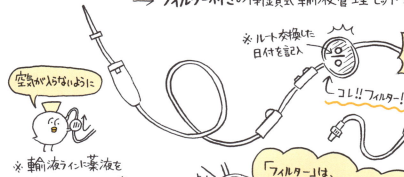

※ルート交換した日付を記入
コレ!!フィルター!
3日に1回 輸液ライン交換

空気が入らないように

※ 輸液ラインに薬液を満たすとき、フィルターの出口(患者さん側)を上にして空気が入らないようにフィルター内も薬液を満たす!

よっ！フィルターです!!
「フィルター」は、異物や空気が血管内に入らないようにしている!!
(心臓に空気や異物が入ったら命にかかわる)

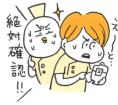 絶対確認!!

★ 薬剤によっては…
CVフィルターの上(輸液ボトル側)から接続するか、CVフィルターの下(患者さん側)から接続するか必ず確認する!!(吸着やフィルターを変性させる薬剤はフィルターを通さないこともある!!)

病院あるある…？

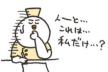

LESSON 2

血液中の菌について調べるよ!!

血液培養

2セット採取

※嫌気+好気で1セット!

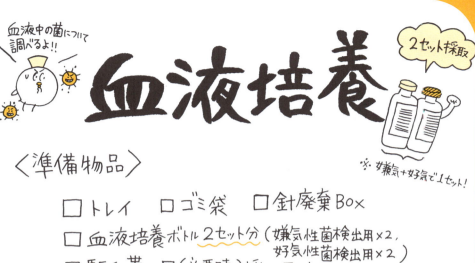

〈準備物品〉

- ☐ トレイ　☐ ゴミ袋　☐ 針廃棄Box
- ☐ 血液培養ボトル2セット分（嫌気性菌検出用×2、好気性菌検出用×2）
- ☐ 駆血帯　☐（必要時）採血用腕枕
- ☐ 手袋（未滅菌）　☐ シリンジ（20mL×2）　☐ 採血用針×2（21G、23Gなど）
- ☐ 止血用テープ　☐ アルコール綿　必要時 ☐ 分注用針×2 or 専用の分注器具×2
- ☐ 処置用シーツ　☐ ポビドンヨード綿棒×2

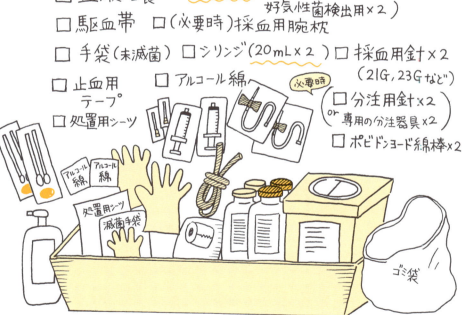

※採血した後、血液培養ボトルに分注するとき、血液培養ボトル専用の分注器具があれば、使用したほうが安全✨✨

採血管や血液培養ボトルに分注できるものもあれば、専用のものもある…

〜血液培養検査って何…!?〜

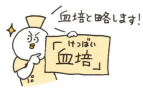
血培と略します！
「血培」(けつばい)

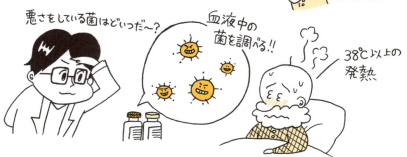

悪さをしている菌はどいつだ〜?
血液中の菌を調べる!!
38℃以上の発熱

♥ 本来血液中に菌は存在しないので、血液中に菌がいないか確認するために血液培養検査が行われる

何の菌か特定して抗菌薬を決めたり、変更したりするよ!

〜血液培養検査の適応〜

熱下がらないっスね〜!!
いや〜自分頑張ってるんですけどね〜
抗菌薬
血培とるか…

- 菌血症が疑われる
- 敗血症が疑われる
- 抗菌薬の治療効果の判定(血液中に菌が消えているかどうか)

あらゆる感染症に伴い発生する危険性がある!

「敗血症」ってどんな病気?

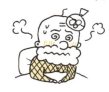
低血圧
息切れ
意識障害
心拍数(↑)

「敗血症」とは、細菌が血液中に入ることにより心臓や肺、肝臓などさまざまな臓器が機能不全を引き起こす…重症化しやすく致死率が高い…!

症状
・意識障害、息切れ、高熱(低体温になることもある)、低血圧など

～血液培養ボトルって何…!?～

オレンジ＝嫌気、緑＝好気のメーカーや病院もあるので、色は施設ごとに確認してね

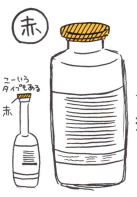

『赤』＝嫌気性

ボトルに酸素が入っていない

菌検出用

▶ 酸素がない環境のみで発育する菌

「偏性嫌気性菌」 (例) 破傷風、ボツリヌス菌、ガス壊疽菌群（ウェルシュ菌など）

▶ 酸素があってもなくても発育する菌（でも酸素がないほうが発育が良い）

「通性嫌気性菌」 (例) 大腸菌、ブドウ球菌など…

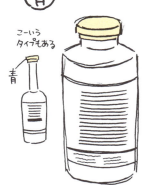

『青』＝好気性

ボトルに酸素が入っている

菌検出用

▶ 酸素がある環境のみで発育する菌

「偏性好気性菌」 (例) 緑膿菌、結核菌など…

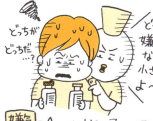

どっちがどっちだ…？

どっちの色が好気性か嫌気性かわからなくなったらボトルのラベルに小さく書いているよ!!よ〜く見て!!

|嫌気| = Anaerobic　アン・エアロビック
|好気| = Aerobic　エアロビック

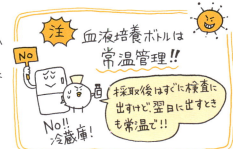

(注) 血液培養ボトルは常温管理!!

No!! 冷蔵庫！

採取後はすぐに検査に出すけど、翌日に出すときも常温で!!

～手順～

① 医師から血液培養採取についての指示が出る

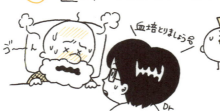

※患者さんに38℃以上の発熱があれば医師に報告。血液培養検査を行うか指示を仰ぐ

② 物品を準備する

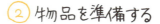

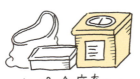
トレイ＆針廃棄BOX ゴミ袋

＋

血液培養ボトル ×2セット

＋

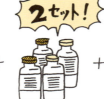
アルコール綿＆ポビドンヨード ×2セット

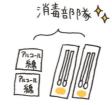

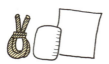
駆血帯＋採血用腕枕＋処置用シーツ

＋

手袋（未滅菌）
滅菌手袋 ×2セット
（滅菌手袋は医師の手のサイズ）

＋

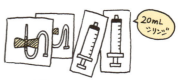
採血用注射針 21G〜23G
（直針でも翼状針でもOK！）
20mLシリンジ
×2セット
20mLシリンジ

採血部隊✨

★翼状針で採血したとき使用

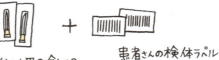
分注用の針×2
（血培専用の分注器具×2でもOK）
患者さんの検体ラベル

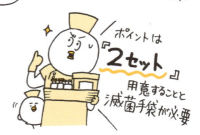
ポイントは『2セット』用意することと滅菌手袋が必要

③ 患者さんに血液培養検査を行うことを説明

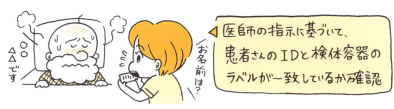

◁ 医師の指示に基づいて、患者さんのIDと検体容器のラベルが一致しているか確認

④ 環境や体勢を整える

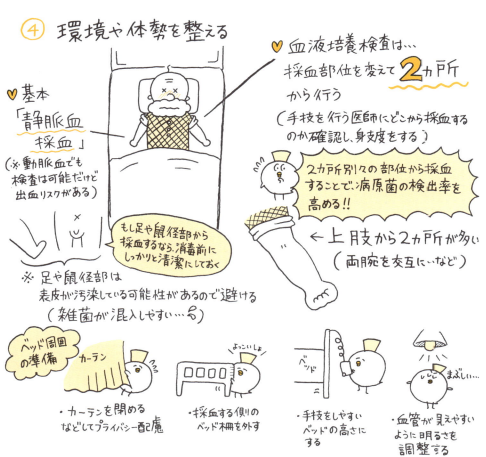

♡ 基本「静脈血採血」
(※動脈血でも検査は可能だけど出血リスクがある)

♡ 血液培養検査は…採血部位を変えて**2ヵ所**から行う
(手技を行う医師にどこから採血するのか確認し、身支度をする)

2ヵ所別々の部位から採血することで、病原菌の検出率を高める!!

← 上肢から2ヵ所が多い（両腕を交互に…など）

もし足や鼠径部から採血するなら、消毒前にしっかりと清潔にしておく

※足や鼠径部は表皮が汚染している可能性があるので避ける（雑菌が混入しやすい…）

ベッド周囲の準備

- カーテンを閉めるなどしてプライバシー配慮
- 採血する側のベッド柵を外す
- 手技をしやすいベッドの高さにする
- 血管が見えやすいように明るさを調整する

⑤ 医師も看護師も手洗い、手袋を装着する ← 未滅菌の手袋

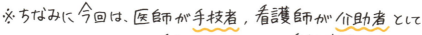

※ちなみに今回は、医師が手技者、看護師が介助者として説明します!!

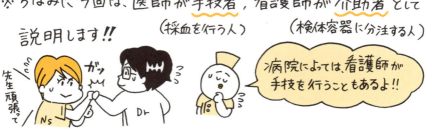

⑥ 採血部位を選択、決定する（医師施行）

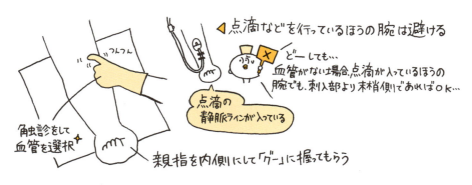

⑦ 血液培養ボトルを消毒する（看護師施行）

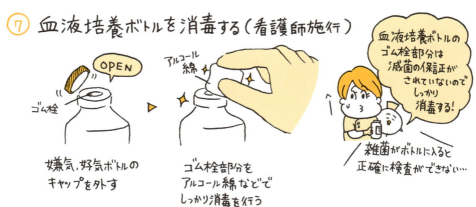

⑧ 駆血帯を巻き、穿刺部をアルコール消毒する（医師施行）

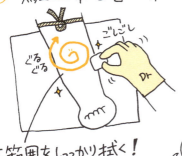

◁ 駆血帯を巻いてから…
アルコール綿で穿刺部位の汚れや皮脂をとるように、穿刺部の中心から円を描くようにしっかりと消毒する.

アルコール綿不可の人は殺菌消毒綿などを使用

★ 広範囲をしっかり拭く！（汚物除去目的）

⑨ ポビドンヨード綿棒で消毒を行う（医師施行）

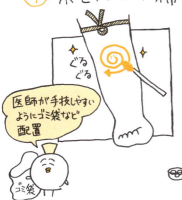

◁ ポビドンヨード綿棒で穿刺部の中心から外側へ円を描くように、消毒を行う
しっかりと乾燥するまで待つ！

医師が手技しやすいようにゴミ袋など配置

その場合、滅菌綿球に浸す

ポビドンヨードではなく「クロルヘキシジンアルコール」を使用する病院も増えてきたよ!!

⑩ 滅菌手袋を装着する（医師施行）

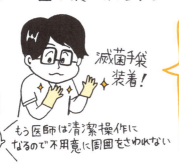

滅菌手袋装着！

注意 もう医師は清潔操作になるので不用意に周囲をさわれない

〜滅菌手袋装着〜

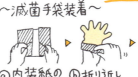

ⓐ 内装紙の外側を持ってOPEN　ⓑ 折り返し部分のみをさわって片手装着

折り返し部分に手を入れる

ⓒ 滅菌手袋装着側を未装着の手袋の折り返し部分の外側に入れる

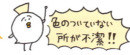

色のついていない所が不潔!!

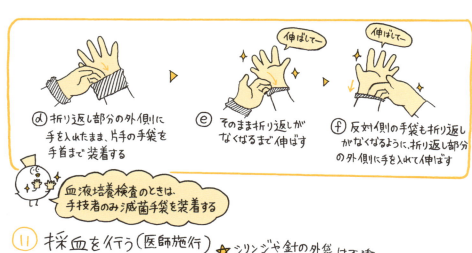

ⓐ 折り返し部分の外側に手を入れたまま、片手の手袋を手首まで装着する

ⓔ そのまま折り返しがなくなるまで伸ばす

ⓕ 反対側の手袋も折り返しがなくなるように、折り返し部分の外側に手を入れて伸ばす

血液培養検査のときは、手技者のみ滅菌手袋を装着する

11 採血を行う（医師施行）

★シリンジや針の外袋は不潔、中身は清潔★

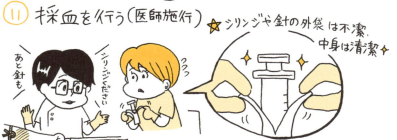

★看護師は医師が物品を使えるように清潔操作で渡す

★滅菌手袋の包装紙の内側を清潔エリアとして使う医師もいるよ

※製品によって違うこともあるので、ボトルの記載をチェック!!

必要量（20mL）採取できているか確認

針は捨てる

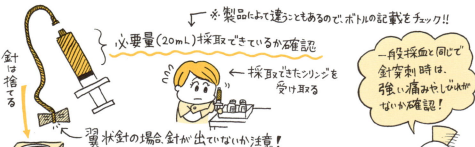

← 採取できたシリンジを受け取る

一般採血と同じで針穿刺時は、強い痛みやしびれがないか確認！

翼状針の場合、針が出ていないか注意！
（翼状針は接続部を外して針廃棄BOXへ捨てる）

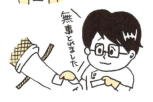

▶医師は採血後、駆血帯を外してアルコール綿などで圧迫止血 乾綿とテープで保護
（採血が終われば医師は不潔操作でOK）

⑫ 血液培養ボトルに分注する（看護師施行）

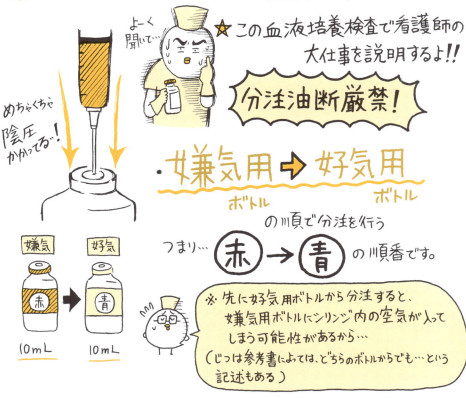

★ この血液培養検査で看護師の大仕事を説明するよ!!

分注油断厳禁！

・**嫌気用 → 好気用** の順で分注を行う
　ボトル　　ボトル

つまり… 赤 → 青 の順番です。

※ 先に好気用ボトルから分注すると、嫌気用ボトルにシリンジ内の空気が入ってしまう可能性があるから…
（じつは参考書によっては、どちらのボトルからでも…という記述もある）

・そして **10mLずつ** 分注するが…**陰圧に注意!!**
（8mL〜10mLが適正量）

※ メーカーによって異なるので注意

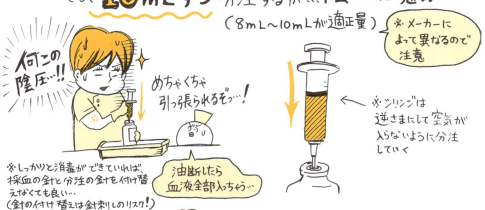

※ シリンジは逆さまにして空気が入らないように分注していく

※ しっかりと消毒ができていれば、採血の針と分注の針を付け替えなくても良い…
（針の付け替えは針刺しのリスク！）

油断したら血液全部入っちゃう…

⑬ 分注ができたら転倒混和し、検体用ボトルに採取部位と採取時間を記入しておく（看護師施行）

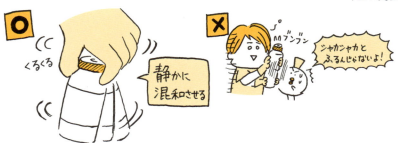

⑭ 2セット目を採血、分注する（採血医師施行、分注看護師施行）

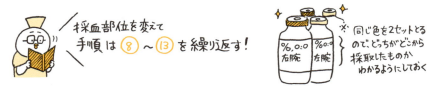

⑮ 2セット分の検体採取が終了したら、患者さんの環境を整え、検体を提出する

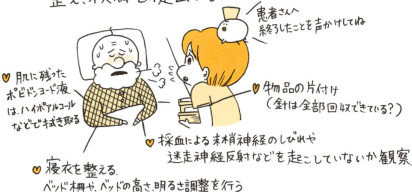

⑯ 物品の片付け、記録

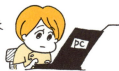

時間がないあなたに… 手順をザックリまとめました！

① 血液培養検査の指示
↓
② 物品準備，患者さん準備，手技を行う部屋準備

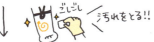 ポイントは**2セット分用意**というところ

↓
③ 患者さんに駆血帯を巻いて穿刺部位をアルコール消毒，看護師は血培ボトルのゴム栓をアルコール消毒．

 ごしごし 汚れをとる!! 　1回目の消毒　 ←フタとる

↓
④ ポビドンヨード綿棒（または，クロルヘキシジンアルコール）で消毒

中心から外側に向けてぐ〜るぐる消毒　2回目の消毒

実は… 血管がめっちゃ出てて穿刺部位をさわることがないなら未滅菌手袋での手技でもOK…

↓
⑤ 採血（医師施行）

← 血管を選ぶときなど穿刺部位をさわる必要のあるときは"**滅菌手袋装着**"（←医師が）

↓
⑥ 検体用ボトルに分注する（看護師施行）

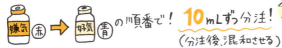 嫌気（赤）→好気（青）の順番で！ **10mLずつ分注！**（分注後、混和させる）

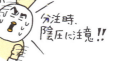 分注時、陰圧に注意!!

↓
⑦ 2セット目別の部位で採血，分注施行

いつ、どの部位で採取したのかわかるようにしておく

↓
⑧ 片付け、記録　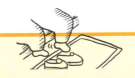 検体提出を忘れずに!!

悲しいくらい人に聞けないポイント

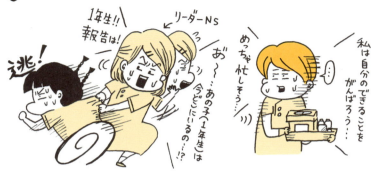

いまさら その1 血液培養検査って普通の採血とは違うの？
→ 血流感染の起因菌を特定し治療に役立てるためのもの

いまさら その2 何で違う2ヵ所から採血するの？
→ 1セットではコンタミネーションなのか病原菌なのか判定しづらいため、2ヵ所から採血することによって、より正確に菌を特定するため。

雑菌の混入

「コンタミネーション」とは…
皮膚の常在菌などの雑菌が検体にまぎれ込んでしまうこと!!

いまさら その3 CVカテーテル挿入中の患者さんはCVから採血してもいいの？
→ コンタミネーション（上記説明）が起こりやすいので、基本は末梢から2セット分採取する。CV感染を疑ったときは1セットCVから採取するのが一般的
（1セットはCVから、もう1セットは末梢から）

いまさら その4 採血量が少なかったときはどうすればいいの？

敗血症の原因菌の多くが好気性菌用ボトルで検査可能なため

→ 基本は好気性菌用ボトルも嫌気性菌用ボトルも10mLずつ採取。どうしても採血量が少ないときは「好気性菌用ボトル」を優先する

LESSON 3

経鼻胃管栄養

<準備物品> 〜経鼻栄養カテーテル挿入時〜

- □ トレイ □ ゴミ袋 □ 手袋・エプロン
- □ 経鼻栄養カテーテル（おもに5〜12Fr）□ 潤滑剤
- □ カテーテルチップシリンジ（黄色）□ ネオガーゼ
- □ 固定用テープ（+ハサミ）□ 聴診器

エプロン、手袋、トレイ、ゴミ袋も用意してネ♡

〜栄養剤、内服薬注入時〜
- □ 経腸栄養剤（投与用容器+投与ルート）
- □ 微温湯 □ 内服薬（溶かした状態）
- □ カテーテルチップシリンジ（黄色）□ 聴診器
- □ 点滴架台

内服薬は微温湯に溶かして注入する

〜経鼻胃管栄養って何…!?〜

🍙 鼻腔からカテーテルを挿入し、胃や小腸にカテーテルの先端がある状態で栄養剤を投与する方法

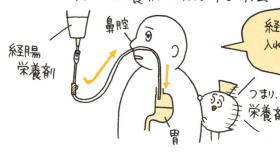

経鼻栄養カテーテルは鼻〜胃まで入れるカテーテル。「NGチューブ」ともいう (NG = Nasogastric)

つまり、こーいうこと。栄養剤を鼻→胃に注入

〜経鼻胃管栄養の適応〜

口腔外科手術後の患者さんで使用することもあるよ!

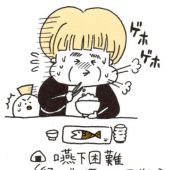

🍙 嚥下困難 (経口での摂取が困難)

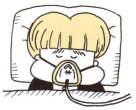

🍙 意識障害 全身衰弱

〜経鼻胃管栄養の禁忌〜

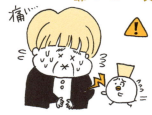

⚠️ 消化管穿孔, 大量の消化管出血があるとき、完全腸閉塞, 汎発性腹膜炎(腹膜全体に炎症が広がったもの)などは**絶対に使用しない!!**

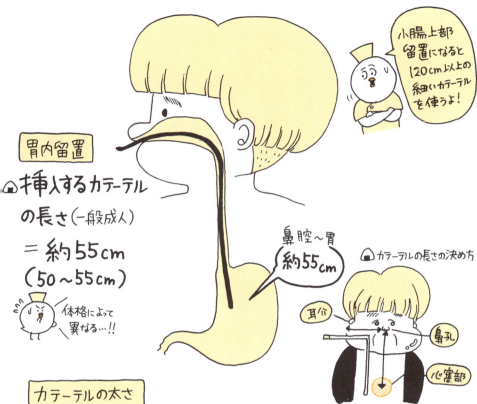
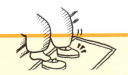

～経鼻栄養カテーテルの種類～

1 普通の胃管（万能タイプ）

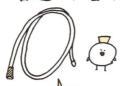

- おもに鼻腔から胃内に挿入し、栄養や内服薬の注入、胃内のドレナージ、胃洗浄、胃液採取などで使用される
- X線不透過タイプなのでX線で位置確認が可能

普通の胃管は、ガイドワイヤーやカテーテル先端に重りがついていないため冷凍庫で凍らせて硬くする

2 経腸栄養・薬剤投与用チューブ（EDチューブのこと）

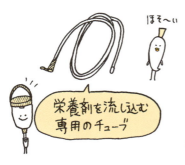

ほそ～い

栄養剤を流し込む専用のチューブ

- 長期留置が可能、細くて軟らかい
  （細いので、すぐ詰まる…）

※ 細く、軟らかくするためにさまざまな工夫がされている
  → 「コシ」がなくなるので挿入しにくい！
     それを解決するための工夫がある

① カテーテル内にスタイレットを入れる

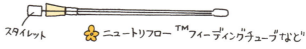

スタイレット　　🌼 ニュートリフロー™フィーディングチューブなど

② カテーテル先端に重りを入れる

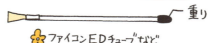

重り

🌼 ファイコンEDチューブなど

③ シースを付ける（外筒がついている）

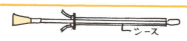

シース

🌼 ニューエンテラルフィーディングチューブなど（シース付きタイプ）

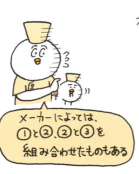

メーカーによっては、①と②、②と③を組み合わせたものもある

3 ドレナージ用胃管

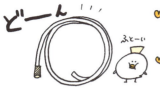

- 太くて硬いうえに可塑性がどんどん増してより硬くなるので、数日の留置が限界
- 詰まりにくく、サンプチューブなどをダブルルーメンにしたり工夫されている

胃洗浄や胃内容物のドレナージ目的で使用

〜 その他の言葉の意味 〜

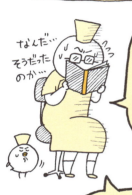

"マーゲンチューブ"という言葉も使うことがあるが、
マーゲン=（ドイツ語で）胃
チューブ=（英語で）管
…つまり、**胃管**のことを指している
（普通の"胃管"を指すことが多い）

"NGチューブ"は、
Nasogastricチューブなので、"**経鼻胃管**"のこと。
普通の胃管もEDチューブも含まれる

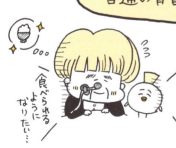

嚥下訓練を今後予定している患者さんには、細いEDチューブを挿入するなど、目的によって使用する経鼻栄養カテーテルの種類が変わるよ!!

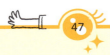

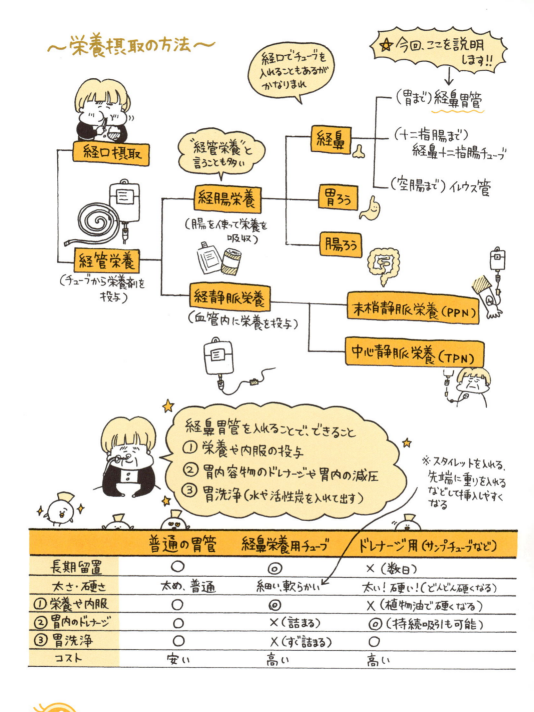

～手順 1 ～（経鼻栄養カテーテル挿入）

① 医師より経鼻栄養カテーテル挿入についての指示が出る

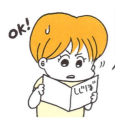
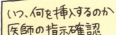
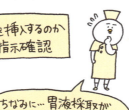

いつ、何を挿入するのか 医師の指示確認

何を目的にするかが大事!!
・栄養剤注入?
・胃管ドレナージ?
・胃液採取?
（→検体を取るために一時的に挿入することがある!）

ちなみに…胃液採取が目的のときは朝イチ採取が多い!

② 物品準備

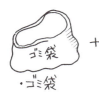   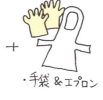

・ゴミ袋　・経鼻栄養カテーテル　・潤滑剤　・手袋＆エプロン

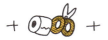 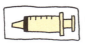

・固定用テープ（ハサミもね♡）　・カテーテルチップ型シリンジ（黄色）　・ネオガーゼ　・聴診器

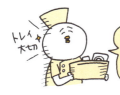

トレイ大切

トレイに入れて持っていこう！
カテーテル挿入時、患者さんが「オェッ」と吐き気がすることもあるので、ガーグルベースンがあっても安心

ガーグルベースンあったら安心やで〜

◀ カテーテルチップ型シリンジ

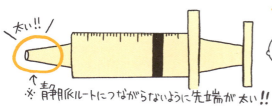

太い!!
※静脈ルートにつながらないように先端が太い!!

病院によって色の取り決めが違うかも…
確認してね…

黄 注入用
緑 排液用
とわけている施設も…

③ 患者さんに経鼻栄養カテーテルを挿入することについて説明し、同意を得る

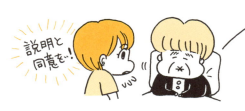

医師の指示があった患者さんか、しっかり確認してぇ

④ 部屋の準備と患者さんの準備を行う

ズレ防止に足元も少しギャッチUP!!
大切

Let's準備
- ベッドを45°挙上（ファーラー位）or座位
- タオルや、ガーグルベースン設置
- カーテンを閉める
- ベッドの高さを手技をしやすい高さまで上げる

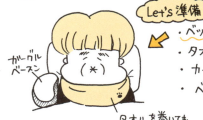

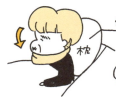

※枕などで体位を整えて頸部は前屈させる
（誤嚥や誤挿入を防ぐため!!）

⑤ 手洗いを行い、エプロン、手袋装着

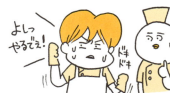

病院によっては、経鼻栄養カテーテルは医師が挿入する施設もあれば、看護師が挿入する施設もあるよ！

※今回は看護師が手技者となって説明します

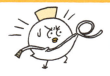

次のページからいよいよ挿入していくよっ…!
ガンバッテ〜〜!!

⑥ カテーテルを挿入する長さを決める

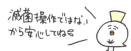

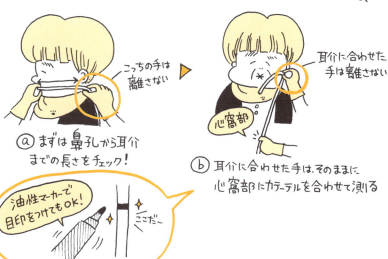

⑦ 経鼻栄養カテーテルの先端に潤滑剤を塗る

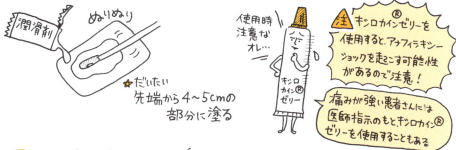

⑧ 経鼻栄養カテーテルを鼻孔から口咽頭まで挿入する

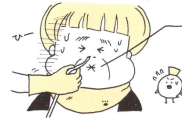

・先端より約10cmほどのところを持って ゆっくり挿入！（口咽頭までの目安は 10〜15cm）

鼻腔の狭窄などがある場合は、ムリせず反対の鼻孔でトライ!!

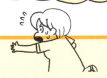

⑨ 口咽頭から胃内までカテーテルを挿入する

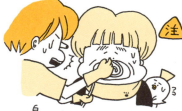

注 口咽頭に到達したと思いきや…口のなかでカテーテルがとぐろを巻いていることもある…（やり直し…）

鼻からカテーテルあるある…

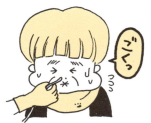

◁ 口咽頭までカテーテルが挿入できたら、患者さんにつばを飲み込んでもらうように声かけ
（嚥下のタイミングで経鼻栄養カテーテルを進める!!）

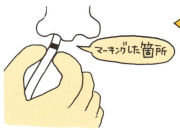

マーキングした箇所

◁ あらかじめ測定した長さまで挿入したら +10cmほどさらに進める
（胃の噴門部まで挿入できたことが予想される）

胃 — 噴門部

※鼻にテープで仮固定してもOK

⑩ 経鼻栄養カテーテルの先端を確認

◁ 気泡音の確認＆胃内容物吸引!!

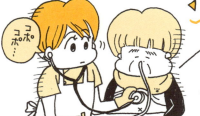

・心窩部に聴診器を当ててシリンジで「空気」を注入し気泡音を確認
※医師がX線で確認することもある

胃内容物が引けるか確認
（胃壁にカテーテル先端が当たって引けないこともある）

☆絶対に「空気」を注入!!

気管に誤挿入していることもあるからね!

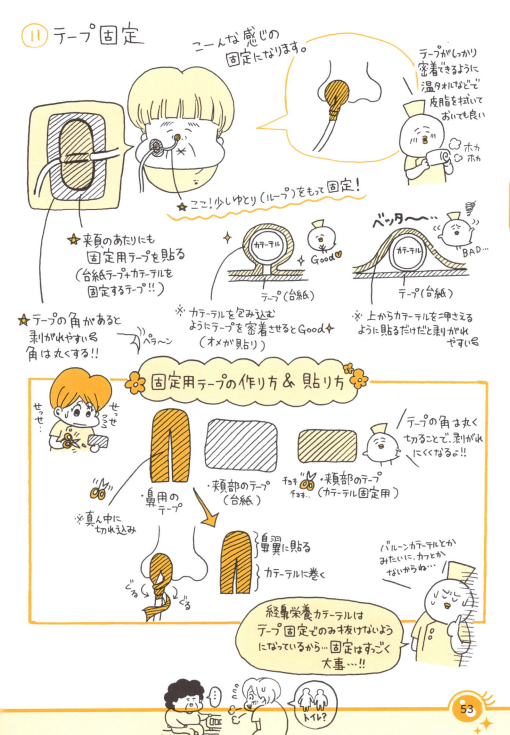

⑫ （スタイレット付き経鼻栄養カテーテルの場合…）
スタイレットを抜く

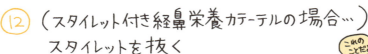

◀ スタイレット付き経鼻栄養カテーテル使用の場合、鼻翼のテープ固定を行ったら、スタイレットを抜去する

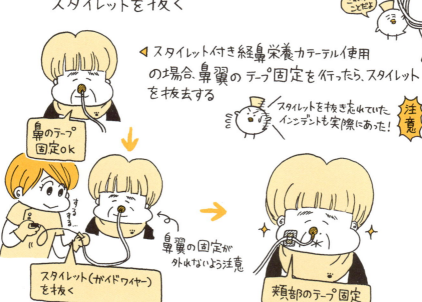

⑬ 患者さんに終了したことを伝え、後片付け、記録を行う

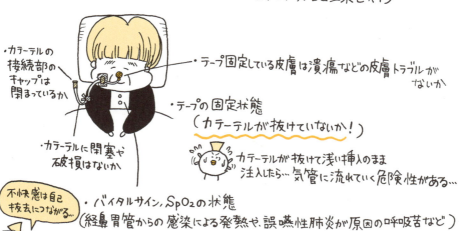

〜手順 2 〜 （経鼻栄養カテーテルからの栄養剤注入）

① 医師より経鼻栄養カテーテルから栄養剤を注入する指示が出る

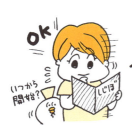

- 投与する経腸栄養剤の種類
- 投与量
- 投与ルート
- 投与速度
- 投与時間 について確認

② 必要物品を準備する

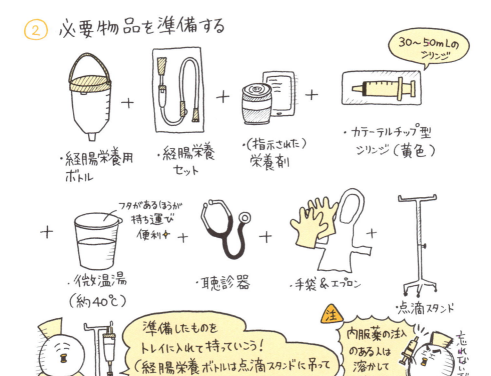

- 経腸栄養用ボトル
- 経腸栄養セット
- （指示された）栄養剤
- カテーテルチップ型シリンジ（黄色） 〔30〜50mLのシリンジ〕
- 微温湯（約40℃） 〔フタがあるほうが持ち運び便利〕
- 聴診器
- 手袋＆エプロン
- 点滴スタンド

準備したものをトレイに入れて持っていこう！
（経腸栄養ボトルは点滴スタンドに吊って持っていく）

注 内服薬の注入のある人は溶かして持っていく 忘れないで！！

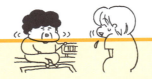

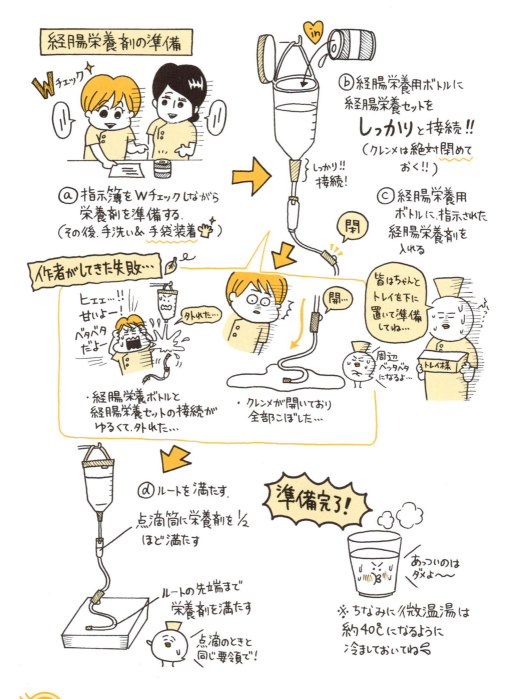

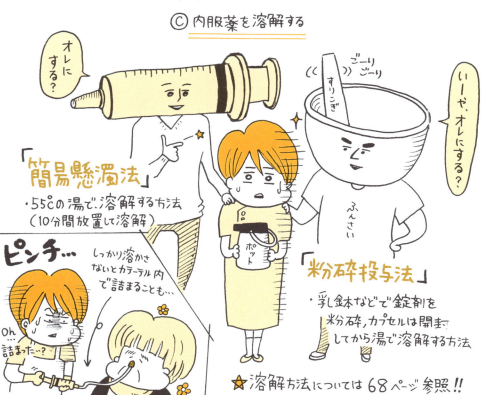

③ 患者さんに、経腸栄養剤を投与することを説明し、体位や環境を整える

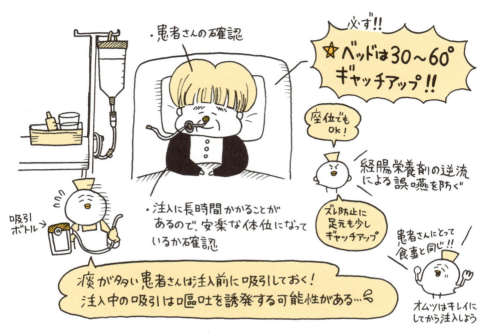

④ 手洗いを行い、手袋とエプロンを装着し、経鼻栄養カテーテルの位置や固定状態を確認する

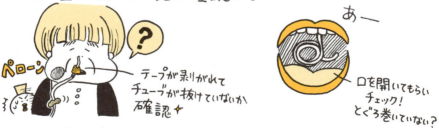

⑤ 胃の内容物を確認

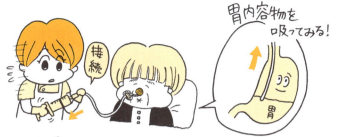

🍙 経鼻栄養カテーテルにカテーテルチップ型シリンジ（注入用：黄色）を接続し、ゆっくりシリンジを引いて、胃液が引けるか確認 👀✨

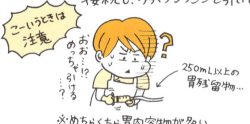

※めちゃくちゃ胃内容物が多い（胃残留量250mLを目安…）
→注入する前に医師に報告、相談。注入中止や消化管運動機能改善薬を使う可能性がある

（医師に相談）胃内容物100〜200mL程度の場合は、投与量や投与スピードの見直しが必要かも…

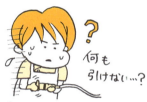

※空気も胃内容物も引けない
→胃壁にカテーテルの先端が当たっていたり、胃内容物が残っていないこともある。気泡音がしっかり確認ができればOK✨

気泡音も聞こえなければ、X線で確認したほうが良い…

⑥ 気泡音を確認する

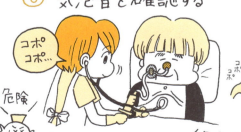

🍙 心窩部に聴診器を当てて、シリンジ（黄色）で空気を10〜20mLほど注入し気泡音を確認

注入した空気は確認後、シリンジで吸引したほうがGood…✨
腹部膨満感などにつながるから…！

確認できないままでの注入は絶対ダメ!!

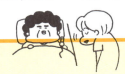

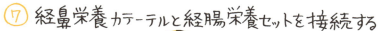

⑦ 経鼻栄養カテーテルと経腸栄養セットを接続する

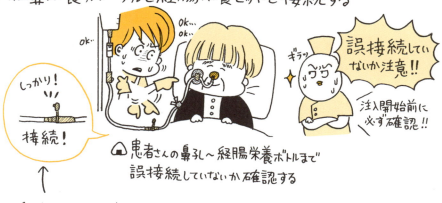

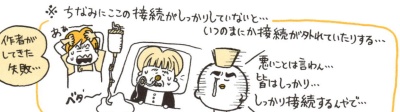

☆ ちなみに…「栄養剤＋白湯(さゆ)」を投与することもあるんだけれど…

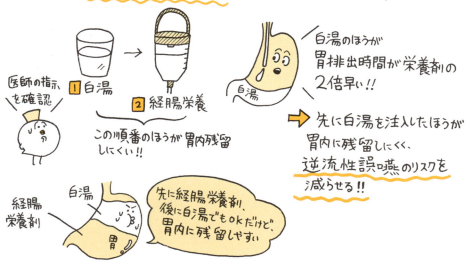

⑧ クレンメを開けて経腸栄養剤の投与開始

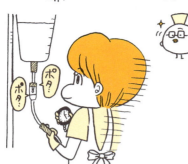

- 注入速度は1時間に200〜400mL
  （医師の指示で投与時間を確認）
- 注入開始時は、誤注入の危険性があるため 50mL/時でゆっくり投与開始し、段階的に早めていく！

つまり…

★ 最初 50mL/時 → むせ込み、呼吸苦、SpO_2 変動、嘔吐がないか確認 → 誤注入などの問題がなければ 200〜400mL/時（医師指示の投与時間）に調整

誤注入が怖いからゆっくりはじめようぜ！
本によっては 20〜30mL/時で投与開始

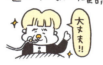
大丈夫!!

医師が指示した投与速度でOK♪

下痢や嘔吐などがあれば、注入速度などを医師に相談する

⑨ 注入中は適宜訪室し、観察する

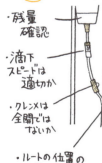
- 残量確認
- 滴下スピードは適切か
- クレンメは全開ではないか
- ルートの位置の異常や屈曲などがないか
- 接続状況

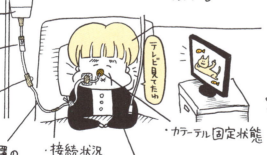
・カテーテル固定状態

- 患者さんの様子、行動（カテーテルを気にしている様子はないか）
- ナースコールは手の届くところに設置！何か異変があればすぐに押してもらうよう説明

・患者さんの全身状態観察!!
嘔気、嘔吐、下痢、腹部膨満感、呼吸状態、SpO_2 変動の有無、咳やむせ込んでいないかなど

LESSON 3　経鼻胃管栄養

⑩ 注入が終了したら、クレンメを閉じて投与ルートの接続を外して、(内服薬があれば注入し)微温湯でカテーテル内をフラッシュする

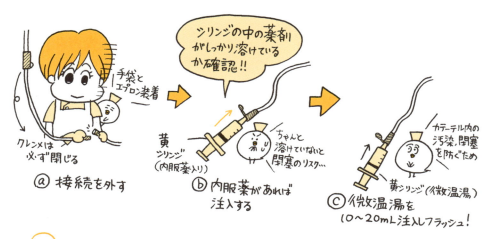

⑪ カテーテル注入口のキャップを閉めて、カテーテルの位置を整える

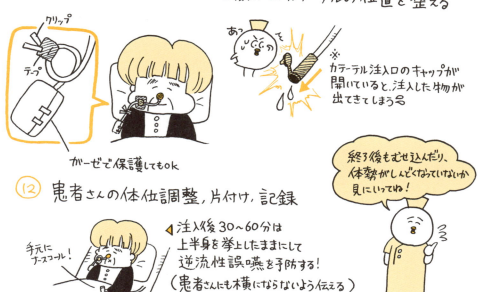

⑫ 患者さんの体位調整、片付け、記録

～経鼻栄養カテーテル挿入中の合併症～

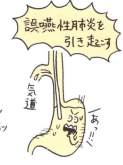
誤嚥性肺炎を引き起こす

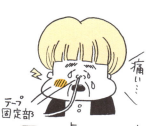

1 皮膚トラブル（潰瘍）
（カテーテルによる機械的な刺激や固定テープにより発生）

 固定テープを毎日貼り替えたり、カテーテルの固定状況を見直す

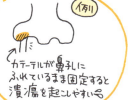
カテーテルが鼻孔にふれているまま固定すると潰瘍を起こしやすい

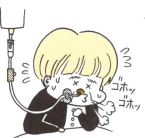

2 （栄養剤注入による）胃食道逆流、誤嚥
（栄養剤注入時、寝たままの状態であったり、注入速度が速かったり、胃内圧が上昇すると、嘔吐や逆流した栄養剤が気管に入ってしまう）

危ない…！ カテーテルが抜けているところに栄養剤を注入すると誤嚥の原因になる！！

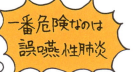
一番危険なのは誤嚥性肺炎

そのほかにもカテーテル閉塞や自己抜去もあるよ..

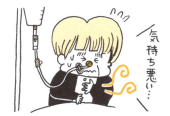
気持ち悪い…

3 下痢、嘔気、嘔吐、腹部膨満感
（注入速度が速いことで下痢になりやすい…栄養剤が胃内に多く残留したまま次の注入を始めたときなどに嘔気などを感じやすい）

 下痢は本当に多い！！栄養剤の細菌汚染が原因のときもある…

LESSON 3 経鼻胃管栄養

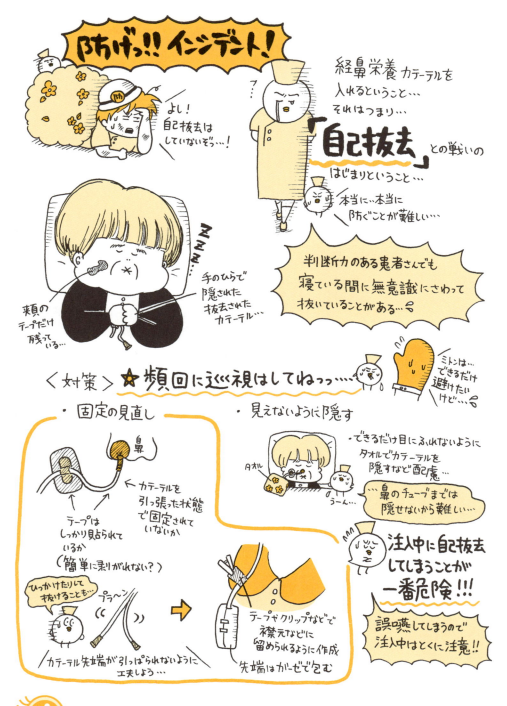

時間がないあなたに 手順をザックリまとめました！

🍙 経鼻栄養カテーテル挿入 🍙

① 医師より経鼻栄養カテーテル挿入の指示 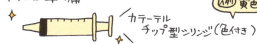 目的によって太さが変わる
↓
② 物品準備 — カテーテルチップ型シリンジ (色付き) (例 黄色)
↓
③ 患者さんに説明
↓
④ 患者さんのベッドを45°以上ギャッチアップ！枕などで頭部前屈！（ファーラー位か座位） 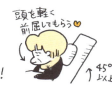 頭を軽く前屈してもらう♡ ↑45°以上
↓
⑤ 手洗い, 手袋, エプロン装着 ガンバロウ！
↓
⑥ カテーテル挿入の長さを決める（カテーテルにマーキング） 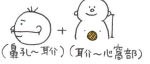 コレだ！ (鼻孔〜耳介)(耳介〜心窩部)
↓
⑦ カテーテル先端に潤滑剤を塗る 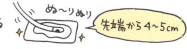 ぬ〜りぬり 先端から4〜5cm
↓
⑧ カテーテル挿入！！
（10cmほど入れて咽頭まで入ったら、"ゴクッ"と飲み込んでもらい、カテーテルを進める）
↓
⑨ 気泡音の確認 + 胃内容物吸引 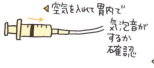 ◀空気を入れて胃内で気泡音がするか確認 / 胃内容物が引けるか確認
↓
⑩ テープ固定 "M" テープの角は丸く♡
（※スタイレット付き経鼻栄養カテーテルであればスタイレットを抜く！）
↓
⑪ 終了, 片付け, 記録

経鼻栄養カテーテルからの栄養剤注入

① 医師より、経鼻栄養カテーテルから栄養剤注入について指示
　Wチェック！　栄養剤の種類、量、投与ルート、投与速度、時間など確認

② 物品準備
　注入用（黄色）
　・経腸栄養ボトルに栄養剤を入れる。ルートを満たす
　・内服薬があれば溶かしてカテーテルチップ型シリンジ（黄色）に吸っておく
　・微温湯準備（約40℃）

③ 患者さんに説明

④ 患者さんの体位や環境を整える
　痰の吸引が必要な人は先に吸引しておく
　ベッドは30〜60°挙上

⑤ 手洗い、手袋、エプロン装着
　テープの固定状態　マーキングがあればズレていないかチェック！

⑥ カテーテルの先端が胃内にあるか確認（胃内容物吸引＆気泡音確認）
　黄色　聴診器は心窩部に当てる
　空気をシリンジで入れて気泡音聞こえる？

⑦ 経鼻栄養カテーテルと経腸栄養セットをしっかり接続
　むせ込んだり嘔吐したりしていないか注意してね

⑧ クレンメを開けて投与開始（医師の指示投与時間で）
　投与開始時は、50mL/時がGood！

⑨ 注入が終了したら投与ルートの接続を外して10〜20mLの微温湯でカテーテル内フラッシュ
　（内服薬があれば、内服薬を注入してから微温湯でフラッシュ！）

⑩ カテーテル注入口のキャップは閉める（★患者さんは注入後30〜60分はギャッチアップしたままでね）

⑪ 環境を整え、終了、片付け、記録

悲しいくらい人に聞けないポイント

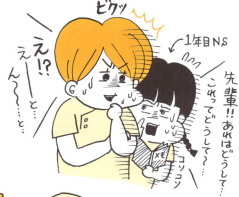

いまさら その1
注入直後に口腔ケアを行ってもいい？

→ 注入直後の口腔ケアは嘔吐を起こす リスクがあるため、注入前か、注入後時間を おいてから行うほうがいい!!

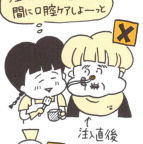
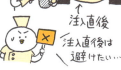
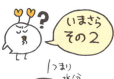

いまさら その2
なんで栄養剤とは別に「白湯」を投与する患者さん がいるの？

→ 経腸栄養剤に含まれる水分量以外に白湯を 投与することで1日に必要な水分量を確保するため

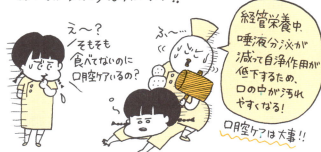
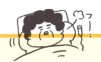

LESSON 3 経鼻胃管栄養

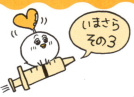

いまさら その3 経腸栄養時の薬剤投与方法ってどうすればいいの？

→ 水に薬剤を懸濁する「簡易懸濁法」と、乳鉢などで薬剤を粉砕する「粉砕投与法」がある．

~ 簡易懸濁法 ~

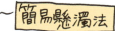

簡易懸濁法はカプセルをそのままお湯へ

◁ 55℃のお湯に **10分間放置**

→ ・カテーテルチップシリンジ（黄）で混ぜてから吸う

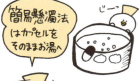

病院によって懸濁法が違うかも…

◁ 50mLのカテーテルチップシリンジ（黄）に薬を入れる

→ ・55℃のお湯を吸う

→ キャップ!! ・キャップをつけてカテーテルチップを振り混ぜ **10分間放置**

~ 粉砕投与法 ~

 or → 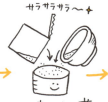 →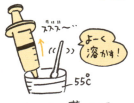

・包装紙の上から粉砕
・乳鉢で粉砕
・粉砕した薬を薬杯に移す
・粉砕した薬を55℃のお湯によく混ぜてカテーテルチップシリンジ（黄）で吸う

注意　溶けきってない…!!　薬残ってる…!!

粉砕投与法だとしっかり溶けていないと、チューブ閉塞のリスクや包装紙に砕いた薬が付着して全量投与できていないこともありえる

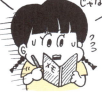

ほんの一例です…

簡易懸濁法で注意する薬

全部溶かせばいいわけじゃないんだ…?

他剤やシロップなどへの剤形の変更を考慮…

「簡易懸濁法 **不可**の薬」

- アダラート®CR錠, テオドール®錠 → 徐放性のため
- アダラート®カプセル → 急速投与不可のため
- アザルフィジン®EN錠, バイアスピリン®錠, ピドキサール®錠, フラビタン®錠 → 腸溶性のため　など

アダラート®カプセルの中身は軟カプセルに分類され、内容物は「油」の成分…ほとんど水に溶けない‼

※**しかし**一部の条件をクリアすれば投与OKとする医師もいる.
たとえば、薬剤の安定性を考慮して20分間放置できれば、投与許可することもある…

ごーりごり

「粉砕後投与可能の薬」
- ブイフェンド®錠, アナフラニール®錠, ニューロタン®錠など

とろ～ん…
チューブがつまる原因に…

「高温でとろみがつく薬」
- エンテロノン-R散

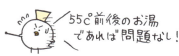
55℃前後のお湯であれば問題なし！

「粒が残って詰まりやすい」
- タケプロン®OD錠　など

微温湯で懸濁すると粒が残る.
常温であれば粒が溶ける！

「ほかの薬が懸濁しにくくなる」
- 塩化ナトリウム

「塩析現象」という
名前だけでも知っていたらカッコイイかも…

チラッ

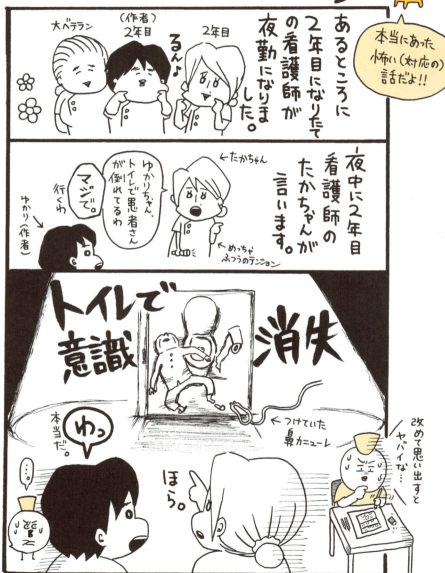

LESSON 4

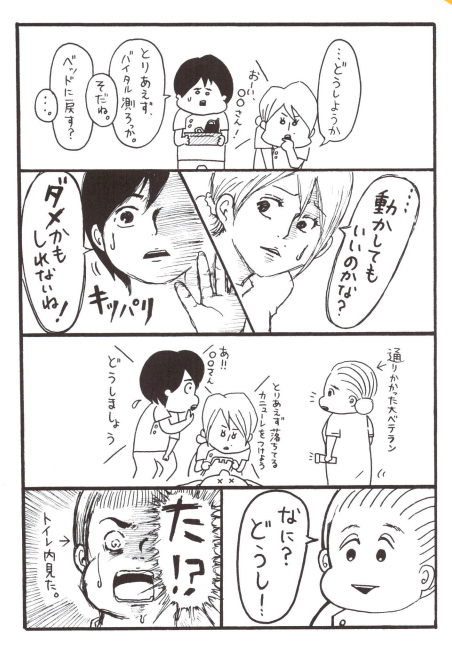

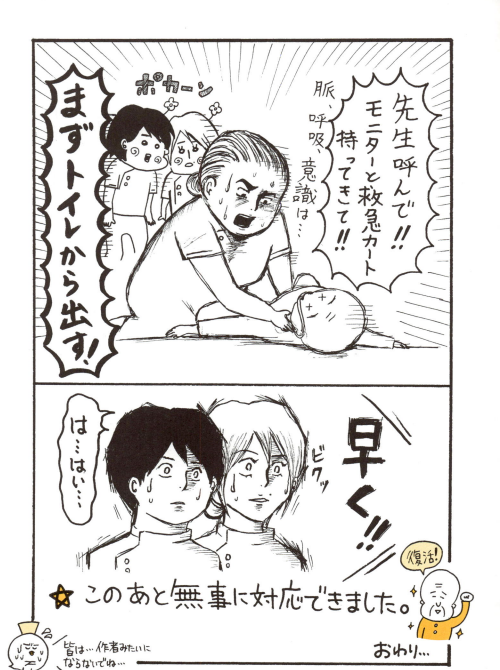

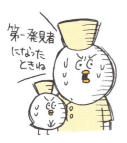

急変時にまず何をするかを説明していくよ

パターン1「トイレ内で意識消失している」

けっこう…ある!!

トイレで患者さんが倒れている場合、

まずトイレから脱出する

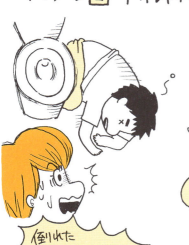

緊急処置を行えるスペースまで患者さんを移動させる

お風呂でも一緒だよ!

注 肩・頭・首を負傷していたら、この方法は危険!!（その場合は、できる限り肩・頭・首を大きく動かさないように、そっと移動する）

倒れた患者さん発見

○○さん!!わかりますか!?

呼べ!!ためらうな!

呼出

患者さんを座らせて胸の前で腕を組む

看護師は手を患者さんの脇の下に入れて手首をつかみ、しゃがんだまま後ろに進む（背筋を伸ばす）

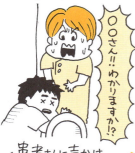

- 患者さんに声かけ、状態を観察

→

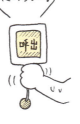

- トイレ内のナースコールや大声を出して応援を呼ぶ

→

- 上記の方法でトイレから脱出する

パターン❷「気管チューブが抜けた」

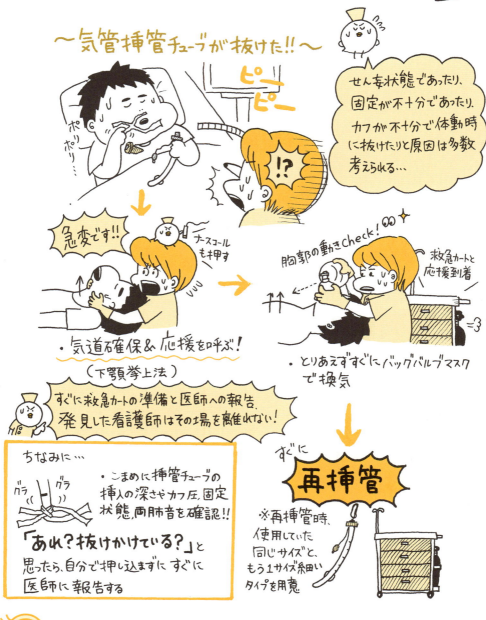

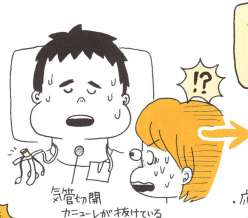
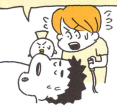
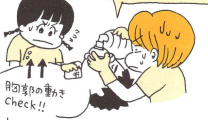

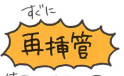

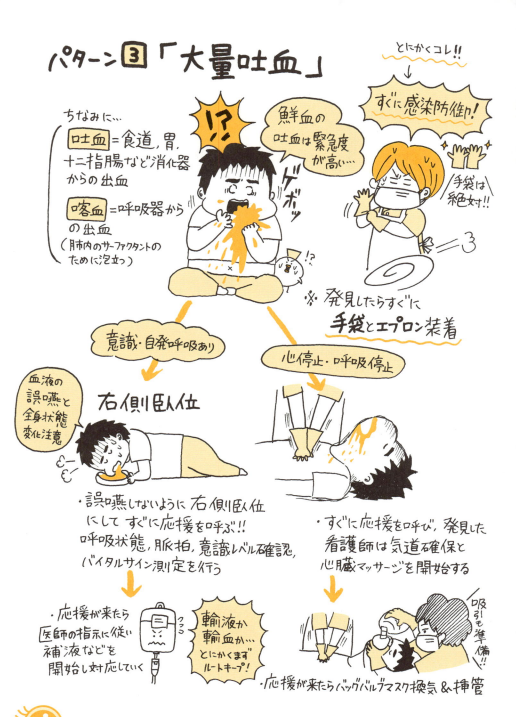

パターン ④ 「てんかん発作時」

〜詰所のモニターにて〜

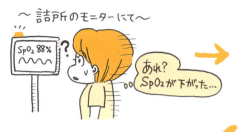

あれ？ SpO₂が下がった…

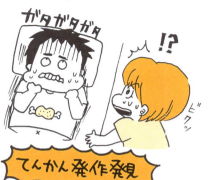

てんかん発作発見

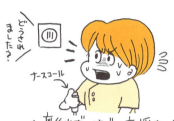

・離れずにすぐに応援を呼ぶ！

発作が短時間で消失することも多いので発見した看護師は患者さんから目を離さない

☆ 医師にも来てもらい、救急カートも用意！！

ECG、SpO₂モニターも！！

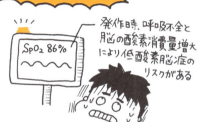

発作時、呼吸不全と脳の酸素消費量増大により低酸素脳症のリスクがある

・すぐにバイタルサイン（とくにSpO₂を確認）
・チアノーゼの有無を確認

※嘔吐や唾液貯留している場合、気道閉塞する危険性があるので必要であれば吸引などで対応！！

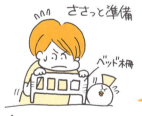

ささっと準備

・安全の確保！！
（ベッド柵の設置、患者さん周囲の物品はよけて安全な環境に！！）

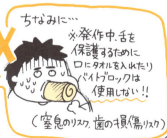

ちなみに…
※発作中、舌を保護するために口にタオルを入れたりバイトブロックは使用しない！！
（窒息のリスク、歯の損傷リスク）

どんな発作だったのか、説明できるよう、マネできるように観察しておくとGood♪

☆ どんなてんかん発作か、発作持続時間、眼球の偏位観察！！

医師にすぐにてんかん発作か判断してもらい、医師の指示に従う

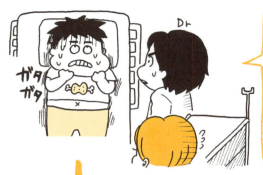

- てんかん発作であれば、「ジアゼパム」などを投与（てんかんの発作止め）
- 静脈注射か筋肉注射か指示を仰ぐ

※ けいれんしていて針を刺すのが危険なら、無理して針を刺さない（針刺しのリスク…）筋注も危ないなら、座薬や鼻腔内投与などの方法もある

てんかん発作が落ち着いたら…

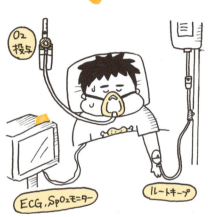

- 呼吸状態の観察（必要時酸素投与）
- ECG、SpO2モニター装着で継続してモニタリングを行う
- 末梢静脈路の確保
- 医師による発作予防薬（抗てんかん薬）の検討

 注 **再度てんかん発作が出現する可能性がある！**

→ 定期的な訪室や、観察しやすい部屋への移動を検討

 てんかんを起こしやすい人は
① もともとてんかんの診断を受けている
② 脳に異常、病気がある

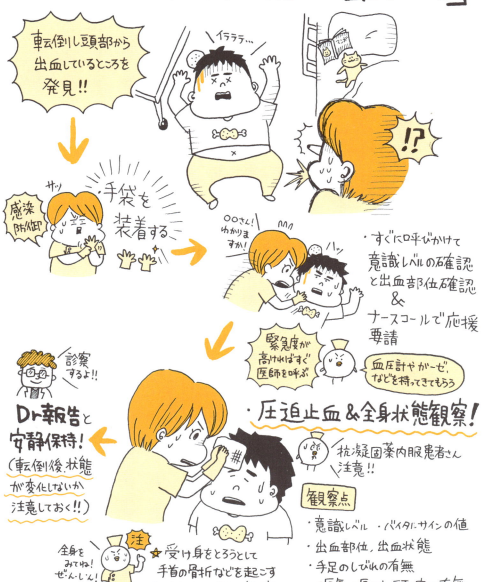

病院あるある…?

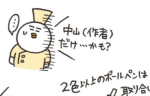
中山(作者)だけ…かも?

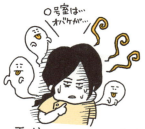
・霊感があるスタッフが病棟に1人はいる

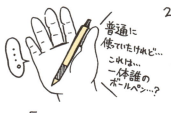
・「いつのまにか、誰かのボールペンを使っている」
・愛用は、製薬会社のボールペン

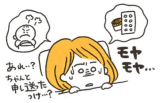
・「帰ってから思い出すやり忘れ」

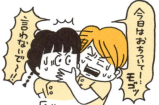
・「落ち着いてますね」は禁断の呪文 ← 言ったら忙しくなる

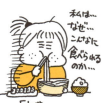
・「夜勤明けの高カロリー摂取」

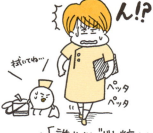
・「誰かがブドウ糖を加薬時にこぼしたのか、床がペタペタになっていることがある」

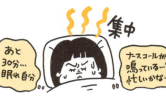
・「寝ようと集中しすぎて眠れない仮眠」

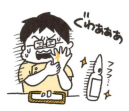
・「定期的に現れるアンプルカットでの負傷者」

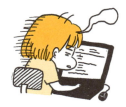
・「夜勤明け、パソコンを前に魂の抜けている夜勤看護師」

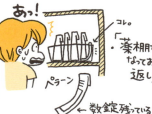
・「薬棚で下敷きになっており、退院時に返し忘れる残薬」
← 数錠残っている

LESSON 5

腰椎穿刺

> ようつい戦士…!?
> こーいうやつ!?
> ちがうよ

〈準備物品〉

- ☐ トレイ ☐ 手袋（未滅菌）☐ ゴミ袋
- ☐ 針廃棄BOX ☐ スパイナル針（＋三方活栓付き）
- ☐ 液圧測定用ガラス管 ☐ 局所麻酔薬（1％キシロカイン® など）
- ☐ シリンジ（10mL）☐ 注射針（23G）
- ☐ 消毒薬（ポビドンヨード液） ← 局所麻酔薬 使用時
- ☐ 滅菌綿球 ☐ 鑷子（ディスポ鑷子）☐ 覆布（滅菌シーツ）
- ☐ 滅菌穴あき覆布 ☐ 処置用シーツ ☐ 滅菌手袋（手技を行う医師の手のサイズの物）
- ☐ 滅菌ガーゼ ☐ テープ（止血用）
- ☐ 滅菌スピッツ（2～4本、医師に確認）

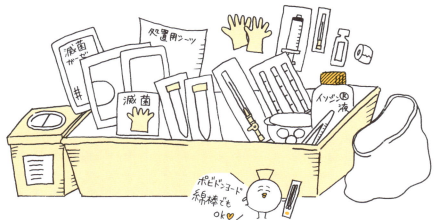

> ポビドンヨード綿棒でもOK♡

～腰椎穿刺って何…!?～

★ 腰椎のくも膜下腔にスパイナル針を穿刺して「脳脊髄液（略して髄液）の採取」や「髄液圧の測定」を目的に行う検査

"腰椎穿刺"
英語 Lumbar Puncture / Spinal Tap
独 Lumbal punktion（ルンバール）
lumbar は "腰" という意味

腰椎穿刺のことを『ルンバール』とも呼ぶよ！

オペ場だと腰椎麻酔をルンバールって言うことも.

★ 腰から…脳脊髄液を取るの…？って混乱しているあなたっ…!!

めちゃくちゃ簡単に言うと…

腰…から脳脊髄液…？はぁ…？

は？

脳／骨髄液／脊髄

脳脊髄液は脳で生成されている

なんという簡単な絵…

穿刺部位
第3、第4腰椎間、または第4、第5腰椎間に穿刺

※ 脊髄は第1～第2腰椎の高さで終わるので、第2腰椎以下で"穿刺すること"で脊髄を損傷することなく髄液を採取できる。

ちなみに…
・脊髄（頚髄、胸髄、腰髄、仙髄）＝神経のこと
・脊椎（頚椎、胸椎、腰椎）＝背骨のこと

〜まってまって…！"髄液"って、そもそも何…!?〜

脳を守るのが一番の仕事

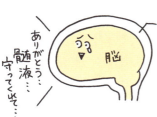

ありがとう…髄液…守ってくで…

髄液の役割は、
- 脳や脊髄、神経の保護
- 代謝産物の排泄

何が起こっている…？

つまり、髄液を調べることにより、髄膜炎や脳炎、くも膜下出血などの鑑別をすることができる！

〜腰椎穿刺の目的〜

☆ 髄液圧の測定（髄膜炎が起こっていると、圧が上昇する）
☆ 髄液の性状の観察・検査
☆ 細胞診のため髄液採取
☆ 薬物の髄腔内注入治療
☆ 頭蓋内の静脈と脳〜脊髄内のくも膜下腔が正常に交通しているか（クエッケンシュテット現象）

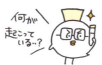

髄液を排出して減圧をすることもあるよ！

髄液の性状や圧について後で説明するね！

〜髄液検査によってわかる疾患って何？〜

① 髄膜炎・脳炎
② くも膜下出血
③ 脳腫瘍
④ ギランバレー症候群
　　　　　など…

☆髄膜炎とは…細菌などが脳や脊髄のまわりで炎症を起こすこと!!

髄膜炎の確定診断は腰椎穿刺のみなんだよ…

oh…

〜 腰椎穿刺の禁忌 〜

> CTなどで穿刺前にチェックすることも多い

❌ 頭蓋内圧亢進が著しい場合

理由　頭蓋内圧が明らかに高いときに腰椎穿刺を行うと、脳のまわりの骨髄液が腰椎に向かって流される。そのため、脳が大後頭孔という穴（頭蓋骨の下面にある）から脊髄のほうへ、脱出してしまう"大後頭孔ヘルニア"を引き起こす危険がある（←小脳扁桃ヘルニアとも）

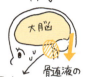

※延髄が圧迫されると呼吸中枢が障害され呼吸停止する

❌ 出血傾向がある場合

血が止まらなくなる…

❌ 穿刺部位に感染巣がある場合

理由　医原性骨髄膜炎の予防のため
（感染巣から穿刺し、細菌やウイルスがくも膜下腔より侵入してしまう恐れる）

皮膚から侵入してやる〜　ヒヒヒ…　菌

❌ 脊髄に動静脈奇形がある場合

理由　動静脈奇形とは動脈と静脈が入り組んだ状態。そのため、穿刺により血管が破綻する危険がある。

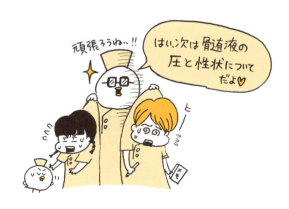

頑張ろうね…!!
はい、次は骨髄液の圧と性状についてだよ♡

〜髄液圧と髄液の性状について〜

髄液圧 = "頭蓋内圧"

正常値：100±50 mmH2O（初圧）

- ▶ 初圧とは、正常圧より高圧や低圧になっていないか知るために測定する髄液圧のこと
- ▶ 終圧とは、髄液採取により低髄液圧症候群のリスクがあるために測定する髄液圧のこと

圧が高いとか、低いとか…何っ!?ってなっている、そこのあなた… 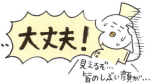 大丈夫！
見えるぞ…君のしぶい顔が…

★ 正常値より高圧（↑）… **髄膜炎**（ウイルス性や結核性など初圧の上昇数はさまざま…）や
くも膜下出血, 脳腫瘍 など

頭蓋内圧が亢進しているということ!!

★ 正常値より低圧（↓）… **髄液漏, 脱水**
　↳ 髄液漏は外傷性, 非外傷性以外にも医原性のこともある

低髄液圧症候群とは
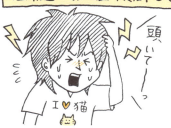
頭いて〜っ

★ 穿刺時, 針穴から髄液が漏れ出ることで脳や脊髄周囲の髄液が少なくなることによって生じることもある

（症状）
頭痛, めまい, 耳鳴り など…

髄液の性状

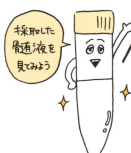

(採取した髄液を見てみよう)

正常：水様, 透明

- ☆ 細菌性髄膜炎：混濁, 膿性
- ☆ ウイルス性：水様
- ☆ 結核性, 真菌性：水様〜黄色調
- ☆ くも膜下出血：血性, 黄色調

※ 数日前に髄液内に出血があったとき、黄疸のあるとき、髄液内のタンパクがとても多いときなどに髄液が黄色になるので異常のサイン!!

〜腰椎穿刺に必要な物品って…!?〜 その①

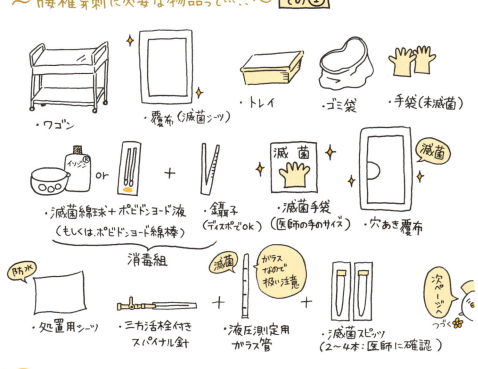

- ・ワゴン
- ・覆布（滅菌シーツ）
- ・トレイ
- ・ゴミ袋
- ・手袋（未滅菌）
- ・滅菌綿球＋ポビドンヨード液（もしくは、ポビドンヨード綿棒）
- ・鑷子（ディスポでOK）
- ・滅菌手袋（医師の手のサイズ）
- ・穴あき覆布

消毒組

- ・処置用シーツ（防水）
- ・三方活栓付きスパイナル針
- ・液圧測定用ガラス管（滅菌／ガラスなので扱い注意）
- ・滅菌スピッツ（2〜4本：医師に確認）

次ページへつづく

～腰椎穿刺に必要な物品って…!?～ その②

- 10mLシリンジ
- 23G針
- 局所麻酔薬（1%キシロカイン®など）

↑ 局所麻酔組

- 針廃棄BOX（手技が終わってから使用する）

- 止血用テープ
- 滅菌ガーゼ

↑ 終了時の圧迫止血組

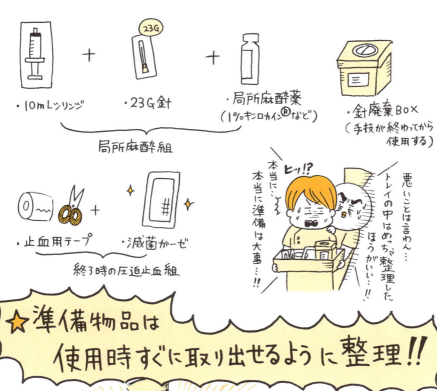

☆ **準備物品は使用時すぐに取り出せるように整理!!**

絶対!! 物品がゴチャゴチャだと…
介助でもたつくよ…!
中山（作者）はもたついたよ…!
（で、怒られたよ…!!）

☆ バイタルサイン測定の物品と紙とペン

ちなみに初圧や終圧を測定したときにメモする紙やペン、終了後、バイタルサイン測定を行うための物品も用意しておくとGOOD✦

～手順～

① 医師より腰椎穿刺を行うことについての指示が出る

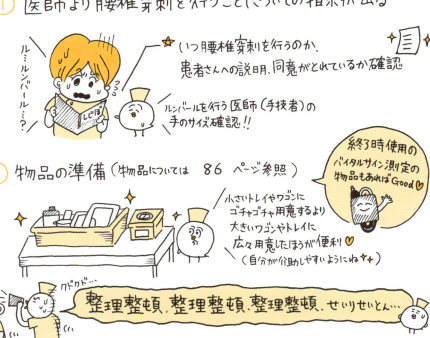

- いつ腰椎穿刺を行うのか、患者さんへの説明、同意がとれているか確認
- ルンバールを行う医師（手技者）の手のサイズ確認!!

② 物品の準備（物品については 86 ページ参照）

- 小さいトレイやワゴンにゴチャゴチャ用意するより大きいワゴンやトレイに広々用意したほうが便利♡
  （自分が介助しやすいようにね✨）
- 終了時使用のバイタルサイン測定の物品もあれば Good♡

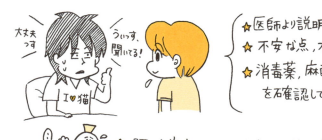

整理整頓、整理整頓、整理整頓、せいりせいとん…

③ 看護師から患者さんに説明

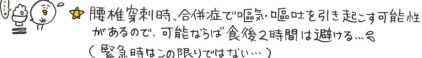

- ☆ 医師より説明がされているか（同意書はある？）
- ☆ 不安な点、不明な点がないか
- ☆ 消毒薬、麻酔薬にアレルギーがないかを再確認しておく
- ☆ 腰椎穿刺時、合併症で嘔気・嘔吐を引き起こす可能性があるので、可能ならば食後2時間は避ける…
  （緊急時はこの限りではない…）

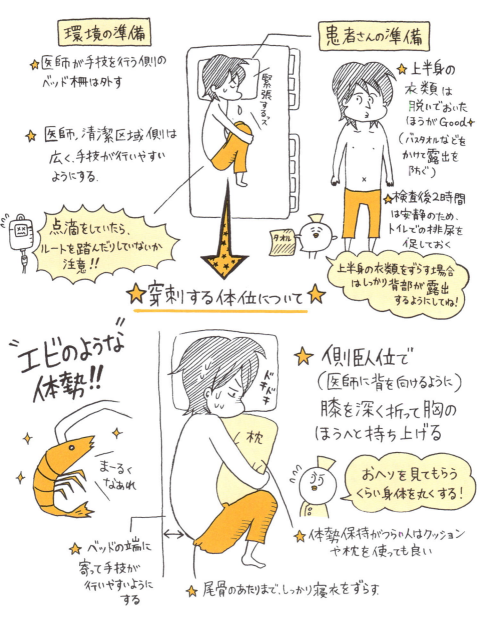

ベッドに肩の線と腰の線が両方とも垂直になるように

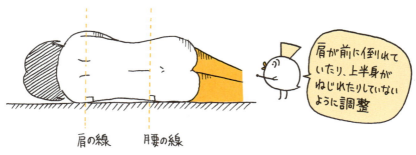

肩が前に倒れていたり、上半身がねじれたりしていないように調整

肩の線　腰の線

※ 身体を動かしてしまう可能性のある患者さんは、介助者2名で行う！

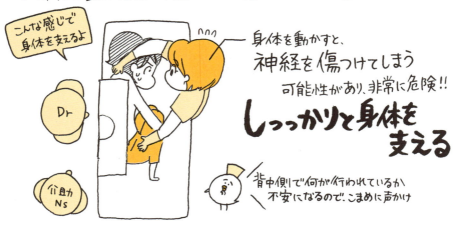

こんな感じで身体を支えるよ

身体を動かすと、**神経を傷つけてしまう**可能性があり、非常に危険!!

しっっかりと身体を支える

Dr

介助NS

背中側で何が行われているか不安になるので、こまめに声かけ

⑤ 処置用シーツを敷いて、シーツや寝衣が汚れないようにする

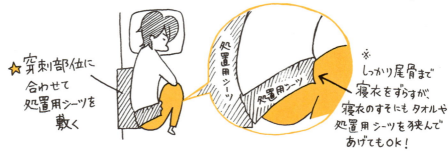

☆ 穿刺部位に合わせて処置用シーツを敷く

※ しっかり尾骨まで寝衣をずらすが、寝衣のすそにもタオルや処置用シーツを狭んであげてもOK！

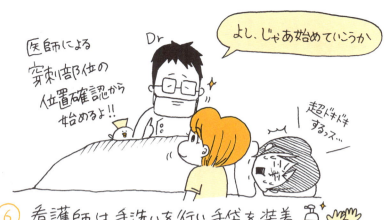

⑥ 看護師は、手洗いを行い手袋を装着

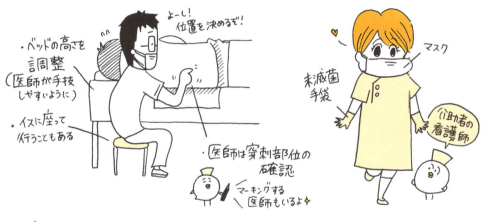

★穿刺部位★

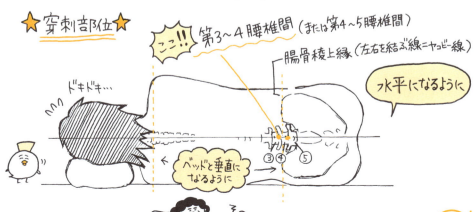

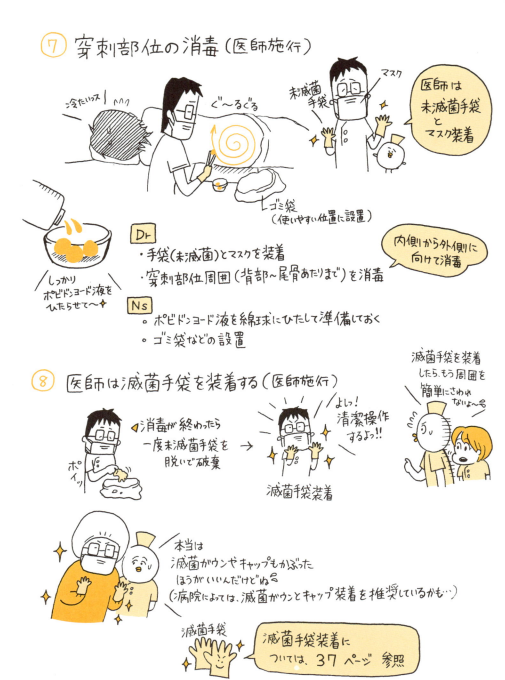

⑨ 医師は穿刺部が穴の中心になるように穴あき覆布を患者さんにかける（医師施行）

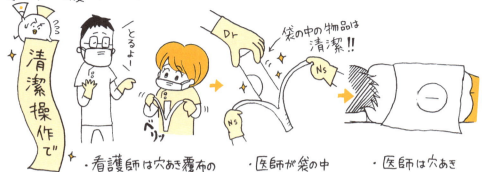

⑩ 医師は清潔区域に必要物品を準備する

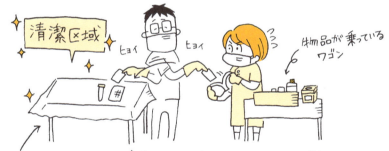

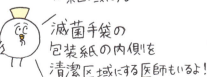

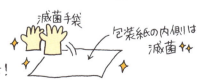

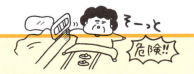

☆ ちなみに…清潔区域に物品の中身だけ落とす方法もある

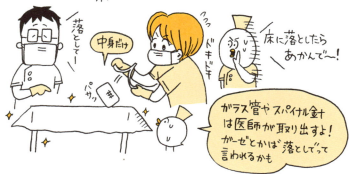

11 局所麻酔の準備, 介助

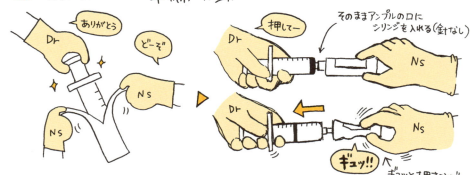

- 医師に10mLシリンジの外袋を開封し、中身だけ受け取ってもらう

- 局所麻酔薬のアンプルを開ける。シリンジで薬液を医師が吸う

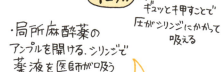

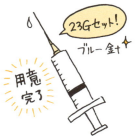

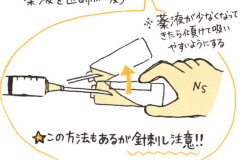

- 局所麻酔薬が吸えたら23G針を医師に渡す（看護師は開封のみ）

⑫ 局所麻酔を行う（医師施行）

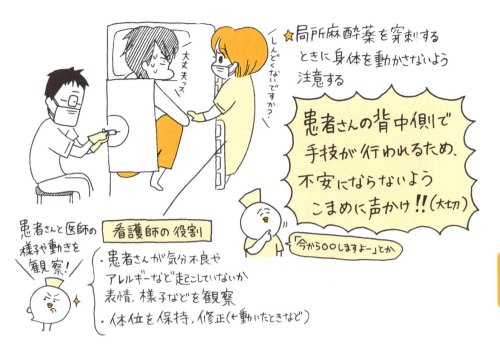

★ 局所麻酔薬を穿刺するときに身体を動かさないよう注意する

患者さんの背中側で手技が行われるため、不安にならないようこまめに声かけ!!（大切）

「今から○○しますよー」とか

患者さんと医師の様子や動きを観察!

看護師の役割
・患者さんが気分不良やアレルギーなど起こしていないか表情、様子などを観察
・体位を保持、修正（←動いたときなど）

⑬ スパイナル針を穿刺する（医師施行）

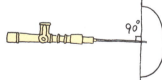

◁ スパイナル針を背中に対して垂直に穿刺

看護師は、穿刺時に咳をしたり身体を動かさないよう患者さんに伝える！

髄液圧（↑）

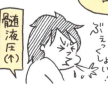

※ 咳をしたり、いきんだりすると髄液圧が高くなるので、深呼吸して力を抜いてもらう

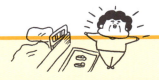

穿刺時の観察ポイント

要チェック!!

★ 患者さんが動かないか注意する
★ 穿刺中、気分不良の有無、下肢のしびれや痛みがないか観察
★ 静かに呼吸して力を抜いてもらう

顔色や表情、呼吸状態もみてね!!

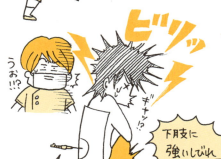

うぉ!?

下肢に強いしびれ（電撃痛）

電撃痛があれば医師はそのまま針を進めない

▷ 注 穿刺中に下肢に **電撃痛** があった場合、神経にふれている可能性があるので、すぐに伝えてもらう！
（※ふれた程度であれば一過性の症状）

慎重に…慎重に針を進めていく…

⑭ 初圧の確認

内筒を抜いて、三方活栓に液圧測定用ガラス管接続

えーと…初圧は―…

▷ 医師は初圧を確認し、看護師は初圧をメモしておく!!

さっきも言ったけれど、力が入ると骨髄圧が上昇するので力を抜いてもらう

医師側を三方活栓OFF!!

骨髄液の流れが「液圧測定用ガラス管」へと向かうようにセット！（医師が）

初圧の正常値は…
★ 100±50mmH₂O
だったの覚えていてね♡

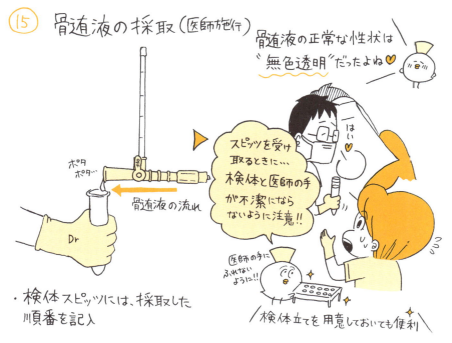
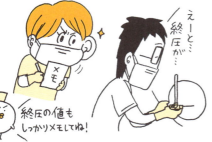
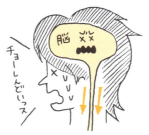
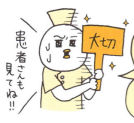
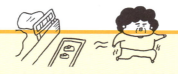

⑰ 内筒を戻してスパイナル針を抜去、ガーゼ保護を行う
（内筒を戻して針を抜くことで、低髄液圧症候群を減らせる）

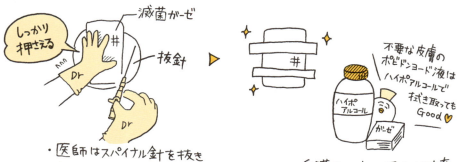

⑱ 腰椎穿刺後2時間ほど臥床し安静にしてもらう。全身状態の観察

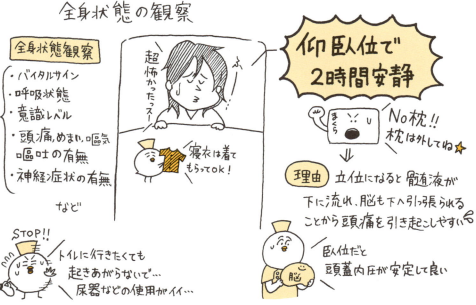

⑲ 物品の片付けと検体の提出

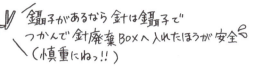

- **針**（23G針やスパイナル針）は すべて回収できているか確認してから破棄.

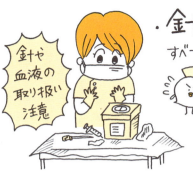

鑷子があるなら針は鑷子でつかんで針廃棄BOXへ入れたほうが安全（慎重にねっ!!）

- 採取した髄液は時間が経つと細胞が変質してくるので、すみやかに検査に出す!!

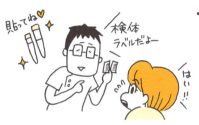

- 検体スピッツによって、調べる内容が異なるため（培養検査用や一般検査用など）採取した順番を検体スピッツに記載しておく

大切

⑳ 患者さんの安静の解除

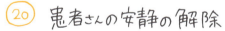

安静が解除されるまでも患者さんに異変がないか観察してね♡

- 2時間の安静後、バイタルサイン測定や呼吸状態、頭痛や嘔気などないか観察し問題がなければ安静を解除する

- 安静解除後、低髄液圧症候群の症状（頭痛、嘔気、めまいなど）があればすぐに臥床するように伝える

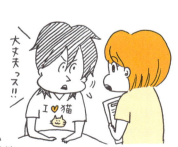

枕はないほうがいい…。

検査後24時間は全身状態の変化に注意!!

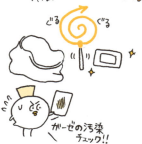

- 穿刺部の出血状態や骨髄液の漏出がないかを観察し、問題がなければポビドンヨード液で再度消毒し、簡易絆創膏を貼る。

病院によっては手技後すぐに簡易絆創膏を貼る施設もあるよ

㉑ 退室、記録する

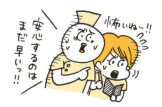

- 検査から数時間経過してから、頭痛やめまい、呼吸苦、意識レベル低下などを起こすこともあり 頭痛やめまいは、数日続くこともある

手順をザックリまとめました！

「時間がないあなたに…」

① 腰椎穿刺検査の指示 （いつ、だれが、どこで行う？）

② 物品準備、患者さん準備、手技を行う部屋準備
- トイレすましてね♡
- 滅菌スピッツは2〜4本（予備もあればGood♡）
- まるーく エビのような体勢に！
- 第3〜4腰椎間に穿刺！

③ 医師、穿刺部位の消毒
- ポビドンヨード液で中心から外側に

④ 医師、滅菌手袋装着（看護師は未滅菌手袋）
- めっきん♪ Drは清潔操作に入るぜ♪

⑤ 医師、穴あき覆布を患者さんにかける（看護師は中をさわらないように外袋をOPEN！）
- 穴あき ドレープともいいます

⑥ 医師、清潔区域に物品準備（看護師は不潔にならないように外袋を開けていく！）

⑦ 局所麻酔施行 （看護師はシリンジ、針、局所麻酔薬のアンプルを開けて準備） 23G
- シリンジ 中身だけDrにとって
- 針 針も中身だけとって
- 局所麻酔薬をDrに吸ってもらう

⑧ 医師、スパイナル針を穿刺（看護師は患者さんの全身状態観察）
- Let's 声かけ！！
- ※動く患者さんならもう1人介助ナースが必要！！

⑨ 「初圧」の測定（看護師はメモ！！）
- 初圧の正常値：$100 \pm 50 mmH_2O$

⑩ 髄液採取 （検体を受けとるとき、Drの手や検体が不潔にならないように！！）
- 順番書いておくとGood！
- 正常は無色透明

⑪ 「終圧」の測定（看護師はメモ！メモ！！）

⑫ 内筒を戻してスパイナル針抜針、ガーゼ保護
- 出血と髄液漏れ注意！！

⑬ 2時間安静、2時間後全身状態を観察し、安静解除！！ 片付け＆記録

悲しいくらい人に聞けないポイント

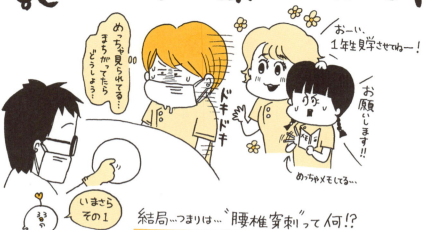

いまさらその1 結局…つまりは…"腰椎穿刺"って何⁉
→ 脳脊髄液（髄液）を採取して調べることにより
"髄膜炎"や"脳炎"といった感染症やくも膜下出血などを鑑別する

いまさらその2 「初圧」と「終圧」って何のために測るの？

→ 初圧 正常値が100±50mmH2O。これより圧が高いと頭蓋内圧が亢進していることがわかる（くも膜下出血や髄膜炎、脳腫瘍など）

終圧 液圧が下がりすぎていると"低髄液圧症候群のリスク"がわかる

いまさらその3 "低髄液圧症候群"って何⁉

→ 髄液採取などにより、髄液が減少し脳脊髄腔内の髄液圧力が低下する。脳が脊髄に向かって沈下すると頭痛やめまいが起こる！

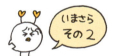

 **いまさら その4** 検査後の日常生活で注意することは？

→ 脳脊髄液の再生を促すために、飲水を促す！
（めまいや頭痛など低髄液圧症候群の症状があり、飲水が困難な患者さんは、医師に輸液を考慮してもらう）

日常生活の注意点

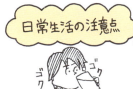
・水分摂取を促す

※まくらは外しているほうがGood♪
・検査後24時間はできるだけ安静

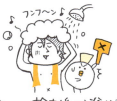
・検査後の入浴は禁止
（翌日、問題なければ可）

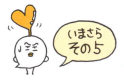 **いまさら その5** 検査後2時間安静だけれど、処置室で腰椎穿刺をした場合、2時間は自室へ戻れない？

→ 検査終了後、枕を外して仰臥位で安静。
30分ほどして頭痛やめまいなどの気分不良がなければストレッチャーで自室まで移送してOK！
（自室のベッドで引き続き安静にしてもらう）

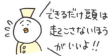 できるだけ頭は起こさないほうがいいよ!!

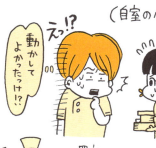
動かしてよかったっけ!?
え っ !?

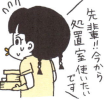
先輩!!今から処置室使いたいです

あるあるだねー
※処置室などほかの患者さんで使用する予定がある場合は、時間調整しようね♦♦

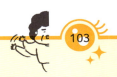

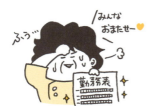
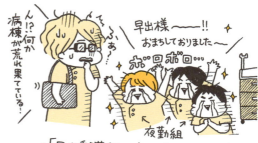
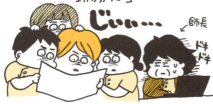
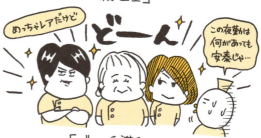
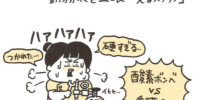
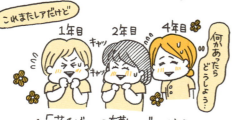
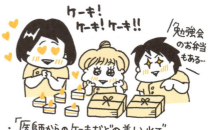
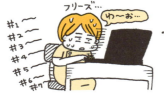

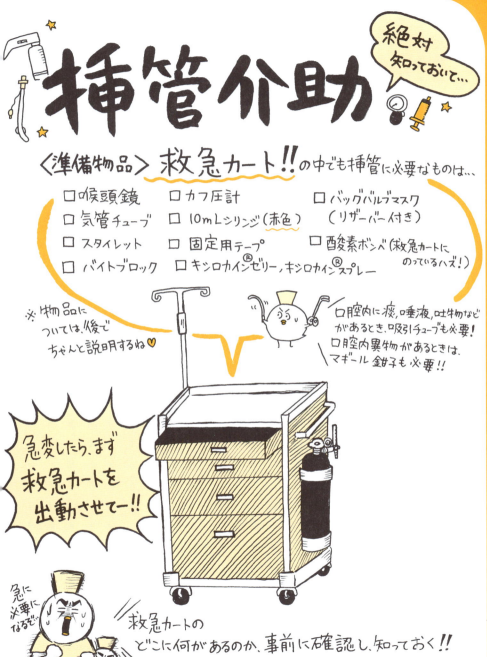

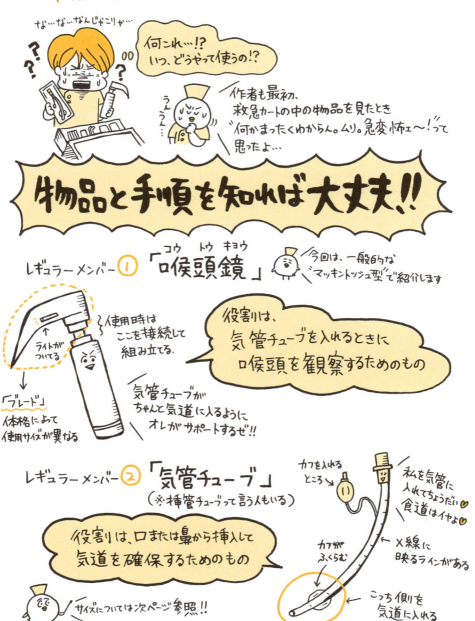

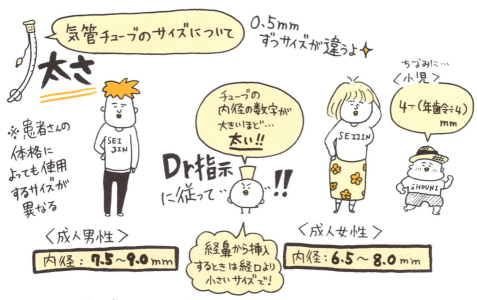

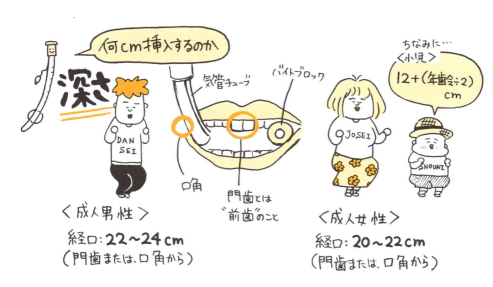

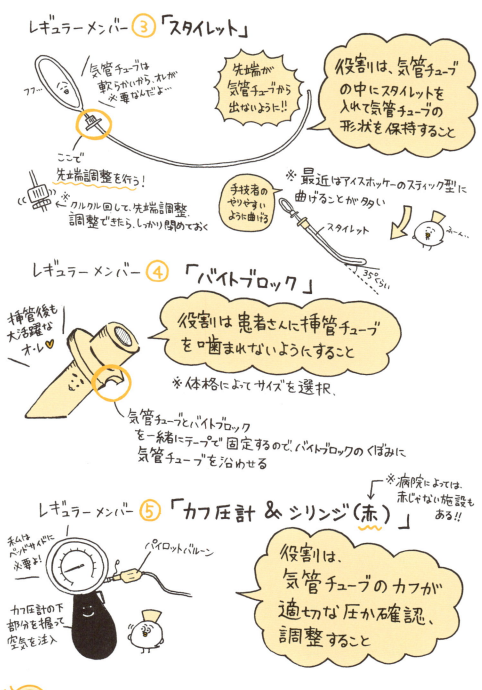

適切なカフ圧について

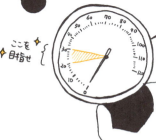

★ 適切なカフは 20〜30cmH₂O

〜カフ圧が高いと〜
・気道粘膜の損傷のリスク

→ 気道粘膜を傷つけ、壊死の危険性も。

〜カフ圧が低いと〜
・呼吸器からリークが発生してしまう
・上気道の分泌物や吐物が気管に入るリスクがある　など…

リークがあると、陽圧換気が維持できない

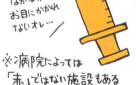

赤シリンジ(10mL)の役割は
緊急時の場合、シリンジを使ってカフを膨らませる！

ふだんはなかなかお目にかかれないオレ…

※病院によっては「赤」ではない施設もある

挿管後のカフ圧管理はカフ圧計を使って行う

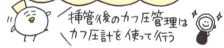

レギュラーメンバー ⑥ 「固定用テープ」　粘着性の高いテープ！

役割は、気管チューブとバイトブロックを固定すること

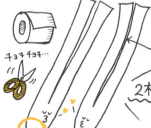

チョキチョキ…　2枚いるよ〜♡　切り込みを入れておく

挿管後テープ2枚を使って固定していく

角は丸いほうが剥がれにくい

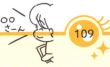

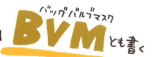

レギュラーメンバー⑧「キシロカイン®ゼリー&キシロカイン®スプレー」

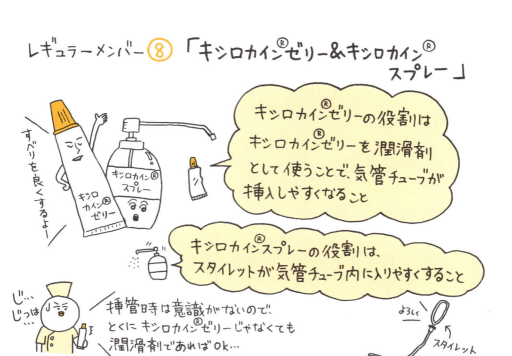

♥そのほかにも、緊急時に使うかもしれない物品たち♥

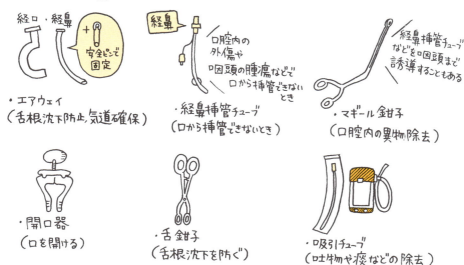

つまり… 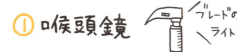 ってなったら…

① 喉頭鏡 — ブレードのサイズは？／ライトはつく!?

② 気管チューブ — サイズは？／カフはちゃんと膨らむ？

③ スタイレット — 気管チューブの先端から出ないように!! カーブをつけて挿入♡

④ バイトブロック — 入れ歯はちゃんと外してから挿管したかな？

⑤ カフ圧計 & 赤色シリンジ (10mL) — 圧は 20〜30 cmH2O を目指して✦

⑥ 固定用テープ — 2枚!! 切って準備！

⑦ バッグバルブマスク（リザーバー付き） — リザーバー付きが Good♡／しっっっかり保持して使用. 挿管したらマスク部分を外して気管チューブにつなぐよー

⑧ キシロカイン®ゼリー & キシロカイン®スプレー — 正直、キシロカイン®じゃなくても潤滑剤であればOK…／スタイレットを気管チューブに入れやすくするよ！

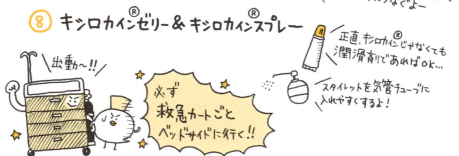

\出動〜!!／　必ず救急カートごとベッドサイドに行く!!

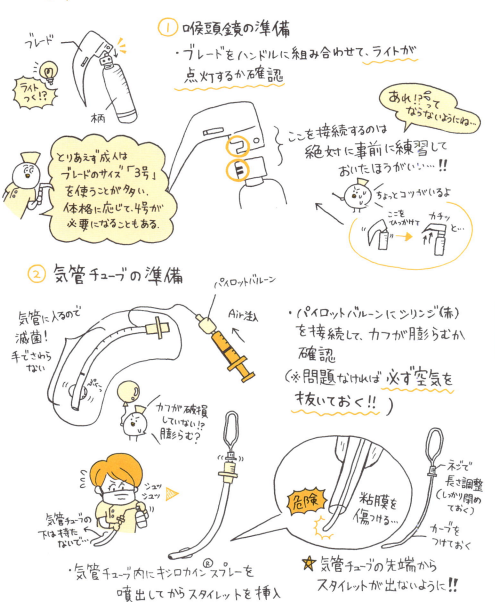

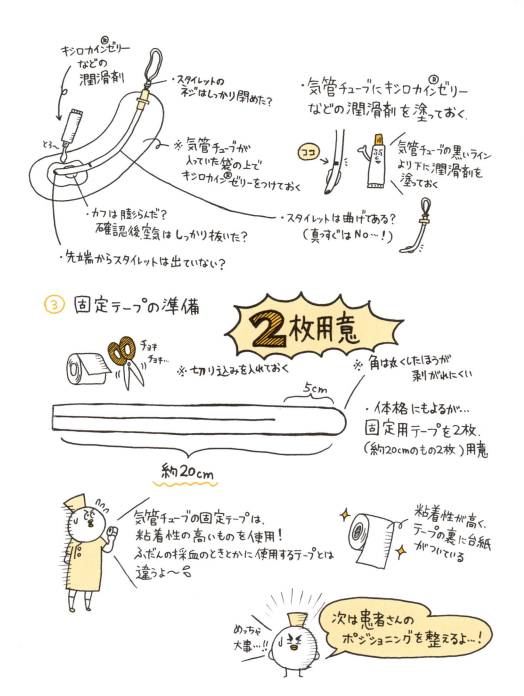

～挿管前の患者さんの準備～

① 挿管する前にバッグバルブマスクで十分な酸素化を図る

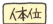体位

★ このとき、基本は「**頭部後屈顎先挙上法**」で気道を
　　　↑上部頸椎を後屈　　↑下顎を挙上　　しっかり確保する

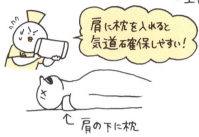

肩に枕を入れると気道を確保しやすい！
↑肩の下に枕

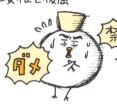

ダメ　禁忌
・頸椎損傷の可能性がある患者さんは、頸部を動かせないので**下顎挙上だけ**にして気道確保する

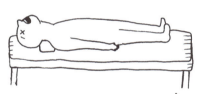

ベッドは水平!!
呼吸苦の強い患者さんは鎮静薬を使用して体位を水平にして挿管する!!

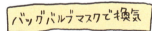
バッグバルブマスクで換気

大切!
挿管手技中は、換気が停止するため、挿管前にしっかりSpO₂を上昇させる

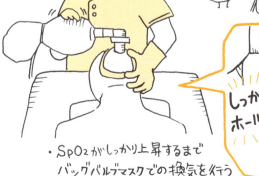
しっかりホールド

★ マスクの保持は母指と示指で「C」の形、中指〜小指で「E」の形だったね。顔にしっかりフィットさせてね

・SpO₂がしっかり上昇するまでバッグバルブマスクでの換気を行う

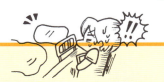

LESSON 6　挿管介助

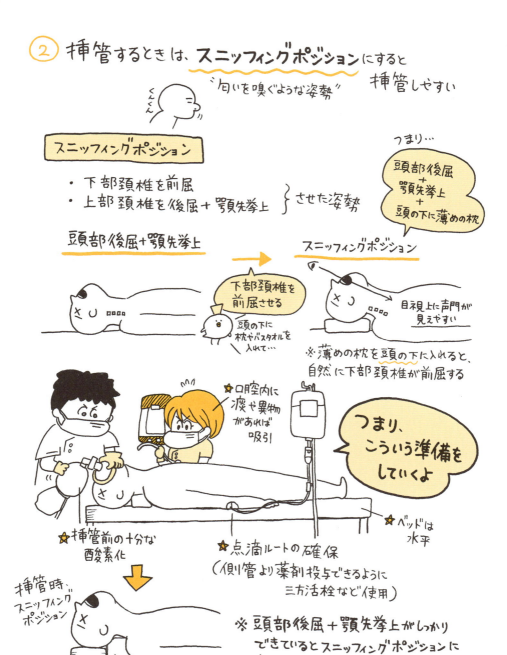

～手順～

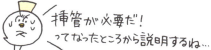

Dr 挿管するよ!!! となったら… 挿管!!

① 救急カート出動し、ベッドサイドに用意
- 応援を呼び人を集める
- 手技しやすいようにベッドの位置、ベッドサイドの物を離す
- 手袋、マスク、装着

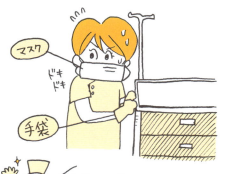

マスク / ドキドキ / 手袋

本当はエプロンもあったほうがいいんだけどね…
手袋は絶対必要!!

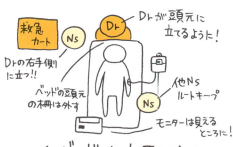

- 救急カート
- Dr が頭元に立てるように!
- Dr の右手側に立つ!!
- ベッドの頭元の柵は外す
- 他 Ns ルートキープ
- モニターは見えるところに!

★ **ベッドは水平にする**

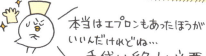

大部屋のときはカーテンをするなど見えない配慮を…

② 患者さんの体位を整える（116ページ参照）

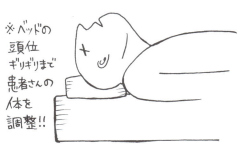

※ベッドの頭位ギリギリまで患者さんの体を調整!!

スニッフィングポジション

- 頭の下にバスタオルなどの枕
- ベッドは水平、高さは医師がやりやすい高さにする
- 術者の医師と患者さんを近づけるように調整

LESSON 6　挿管介助

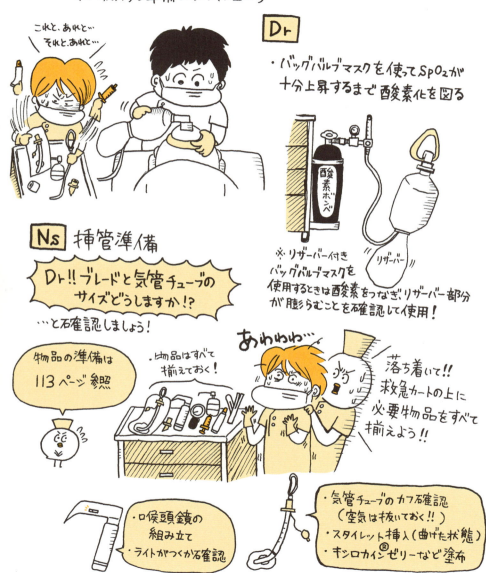

挿管の準備ができたら医師に声かけ

急変時は声を出し合う！

④ 開口する

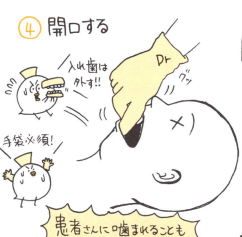

入れ歯は外す!!
手袋必須!
患者さんに噛まれることもある…!!

Dr
・右手でクロスフィンガー法を用いてしっかり開口させる!!

▷ "クロスフィンガー法"とは
右手の示指を右上顎臼歯に、母指を下顎の歯列に当てる

Ns
・義歯の確認（あれば外す）
・口腔内分泌物があれば吸引
（いつでも吸引できるように準備しておく）

入れ歯…!?
もう取ってあるよ

作者の失敗… ・入れ歯を外してあるのに気付かず歯グキを引っ張っていた…（皆は外したら"外した！"って声かけを…）

タイムロス…

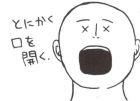
とにかく口を開く。

※ **とにかく、口をしっかりと開ける！**
ように、介助!!（しっかり開口しないと挿管が困難…）

ここで、意識があり抵抗があれば
鎮静薬や筋弛緩薬を使用する
こともある

LESSON 6 挿管介助

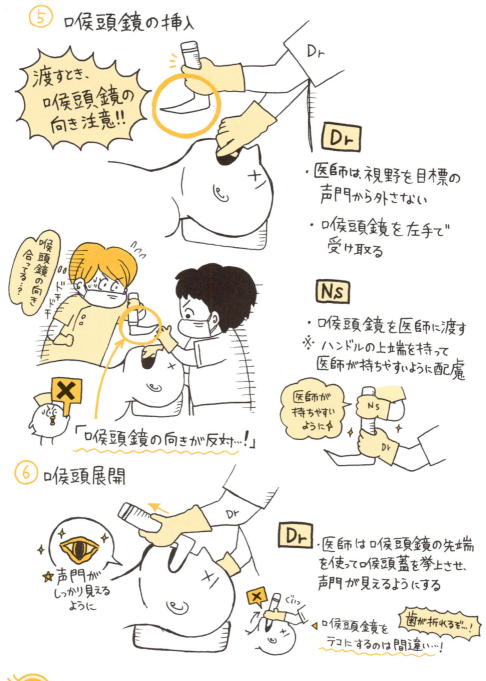

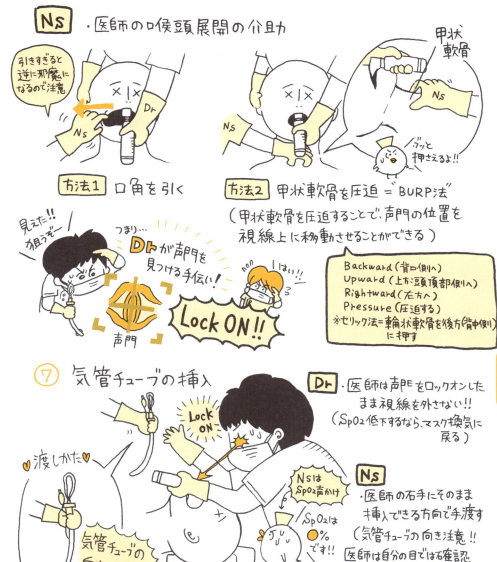

⑧ スタイレット抜去

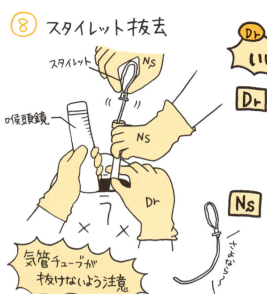

Dr　いいよ！スタイレット抜いて!!

Dr
- 気管チューブを進めていき、カフが声門を越えれば、看護師にスタイレットを抜くように指示。

Ns
- 片手でスタイレット、もう片手は気管チューブが抜けないように持って、スタイレットを抜いていく

気管チューブが抜けないよう注意

さよなら〜

⑨ カフへ空気を入れる

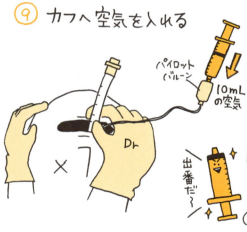

パイロットバルーン　10mLの空気

Dr
- 気管チューブをしっかり保持する
（喉頭鏡は外してもOK）

Ns
- カフに<u>10mL</u>程度の空気を入れる
（とりあえず換気が先!!カフ圧は後で調整する！）

出番だ〜

喉頭鏡は外してもOKだけれど、うまく挿管できていなかったら、ふたたび使用するよ〜

無事挿管できてから私を使って♡
↑カフ圧計

⑩ 気管に挿管されているか確認

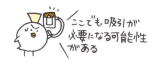
ここでも吸引が必要になる可能性がある

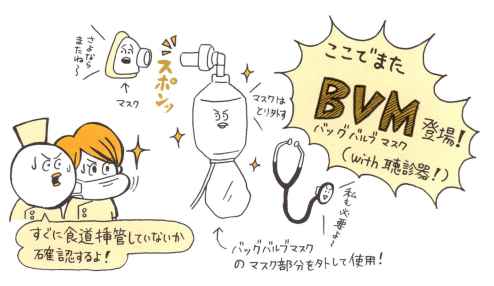

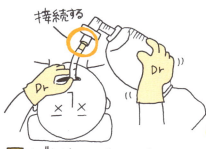

A まず気管チューブとバッグバルブマスクを接続
- Ns 接続する
- Dr 片手で気管チューブ保持、片手でバッグバルブマスクを持つ
（医師は両手がふさがっている）

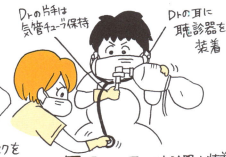

B 医師の耳に聴診器を装着する。聴診器を心窩部から順番に移して医師が聴診していく
- Ns 医師に聴診器を装着し、心窩部→両肺を聴診できるようにする。
- Dr バッグバルブマスクをもみながら聴診

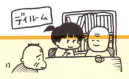

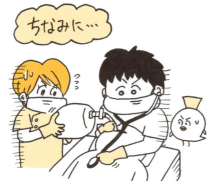

ちなみに…

・医師が聴診器を操作し、看護師がバッグバルブマスクを操作してもOK♪

C 聴診器を当てていく順番

食道挿管と片肺挿管（右肺に入りやすい…）になっていないか注意!!

① 心窩部…胃泡音があれば食道への誤挿管が疑われるため、すぐに気管チューブを抜去する

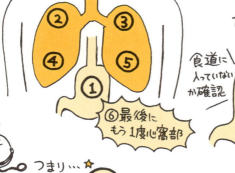

まず心窩部の聴診!!
少しでも食道挿管を疑ったら抜管して、十分に酸素化を行いやり直す!!

②〜⑤…両側上下肺野に均等に空気が入っているか確認

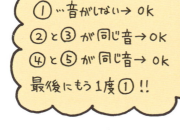

つまり…
①…音がしない → OK
②と③が同じ音 → OK
④と⑤が同じ音 → OK
最後にもう1度①!!

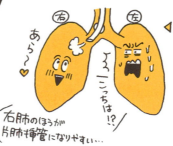

◀左右差があるということは、気管チューブが進みすぎて、片肺にしか換気できていない可能性がある…

右肺のほうが片肺挿管になりやすい…

D 胸郭の動きを確認

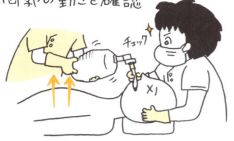

☆ 胸郭が左右差なく、上下に動くということは、両肺に空気が入っているということ‼

- 左右の胸郭の動きは均等か
- 胸郭が、バッグバルブマスクの換気に合わせて上下するか

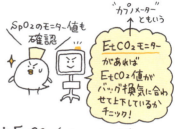

SpO₂のモニター値も確認

"カプノメーター"ともいう

EtCO₂モニターがあればEtCO₂値がバッグ換気に合わせて上下しているかチェック!

E 気管チューブが曇るか

※ EtCO₂ (呼気二酸化炭素)

※ 気管チューブ内が曇る

気道に入っている場合、呼気が帰ってくることで、気管チューブ内が湿気で曇ることが多い。食道だと曇らない

※ SpO₂が下がってこないか、ちゃんとチェックが必要.

⑪ 正しく挿入がされたことを確認したら、バイトブロックを装着し、気管チューブをテープ固定する

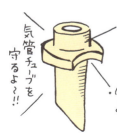

気管チューブを守るよ〜‼

- バイトブロックは、気管チューブの外径以上の大きさのものを選択（気管チューブより小さいと、気管チューブを噛まれちゃう…）
- バイトブロックのくぼみとチューブが接触するように注意‼

・気管チューブの位置を確認し、気管チューブとバイトブロックを固定

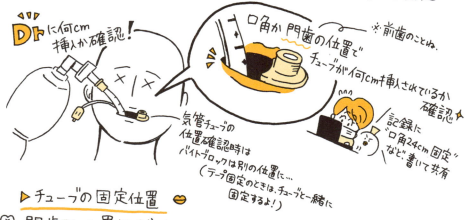

▶チューブの固定位置

門歯列で、男性(成人)：22〜26cm
　　　　女性(成人)：21〜24cm 程度の位置

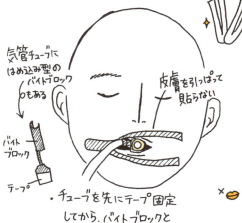

〜テープ固定時のポイント〜

・気管チューブの深さをチェックしてから
　テープを貼っていく
　（テープ貼り替え時も毎回チェック！）
・テープ固定部に汗、唾液、皮脂が
　あれば取り除いてから固定する
・ヒゲが生えていれば、ヒゲを剃る
・口唇の上にはテープ固定しない
・1日1回は口腔ケアの際に
　テープを貼り替え皮膚障害がないか
　確認し皮膚清潔をはかる
（※皮膚障害が起こるリスクが高いときは、
　あらかじめ皮膚保護剤を使用する）

時間がないあなたに… 手順をザックリまとめました！

① 医師より気管挿管の指示
　↓　手袋着用!!

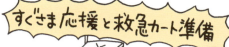
すぐさま応援と救急カート準備

② 患者さんの体位を整える
「ベッドは水平 & スニッフィングポジション!!」

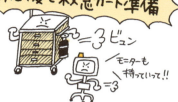
モニターも持っていって!!　=3 ビュン

③ バッグバルブマスクで十分な酸素化を図る（医師）
　＆
その間に、ルートキープと挿管準備（看護師）

側管から薬剤投与できるように三方活栓をつけてね！

・ブレードと気管チューブのサイズを医師に確認
・喉頭鏡を組み立てる & ライトがつくか確認　ライト大事！
・気管チューブのカフをシリンジで確認し、問題なければカフの空気は完全に抜く！
・気管チューブ内にキシロカイン®スプレーを噴出させてスタイレットを挿入しておく（スタイレットはカーブをつけて曲げておく & 気管チューブの先端からスタイレットが出ないよう調整しておく）
・気管チューブの先端にキシロカイン®ゼリーなどの潤滑剤を塗布
・固定用テープには切り込みを入れて用意しておく

気管に入るところはさわらない…

物品はすべて、すぐに使えるよう準備しておく!!

準備ができたら、Dr.に声かけ!!

④ 開口させる（医師）　しっかりと口を開ける！義歯があれば外す！
　↓

⑤ 喉頭鏡挿入（医師）　看護師は医師の左手に喉頭鏡を渡す
　↓　喉頭鏡の向き注意!!　声門をロックオンだ！

カフのチューブが邪魔にならないように渡す

⑥ 気管チューブ挿入（医師）　看護師は医師の右手に気管チューブを渡す
　↓　※気管チューブの向き注意!!

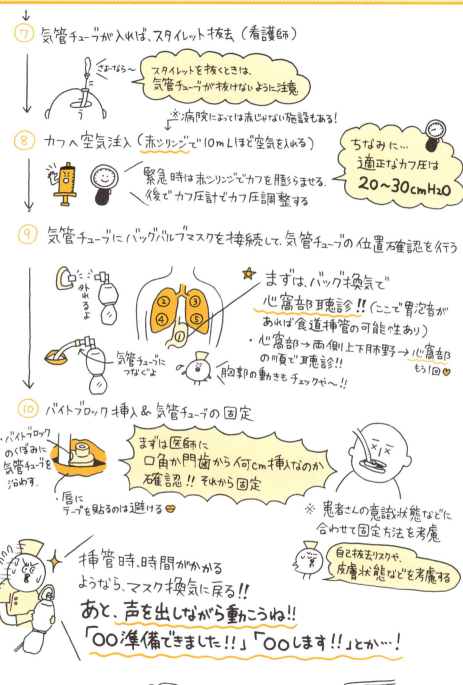

悲しいくらい人に聞けないポイント

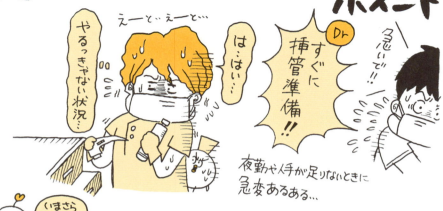

夜勤や人手が足りないときに急変あるある...

いまさら その1 バッグバルブマスクとジャクソンリースって何が違うの!?

→ ⭐ **バッグバルブマスク**（本当ならアンビューマスクと呼ぶべき）

※酸素供給とリザーバーで高濃度酸素が投与できる

酸素供給がなくても自動で膨張するので緊急時に使用．
高濃度酸素の供給は、リザーバーを付けることによって可能になる．
バッグの圧迫で換気量を調整できる．
肺のコンプライアンスの把握が難しい．

急変の第一線でよく使われる！

BagとValveのついたMaskなので…

⭐ **ジャクソンリース**（じつはこれもバッグバルブマスクの1つ…）

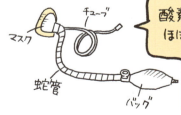
マスク／チューブ／蛇管／バッグ

酸素供給源がないとバッグは膨らまない！！
ほぼ100%の高濃度酸素の供給が可能．
肺のコンプライアンスの把握がバッグを押す感覚でわかりやすく、自発呼吸に合わせて呼吸の補助ができる（※自発呼吸がなくても配管さえあれば使える）

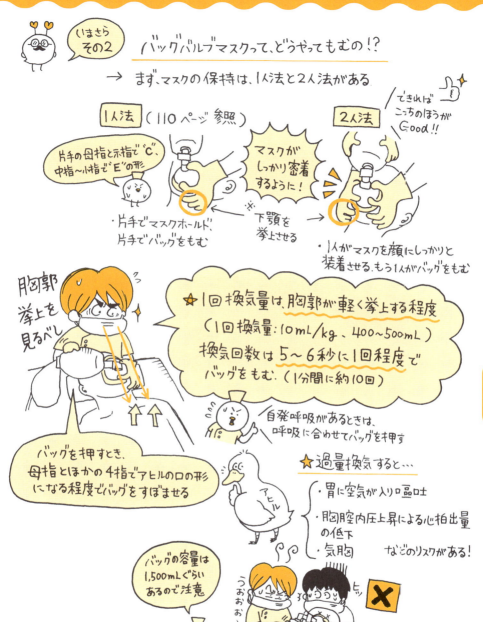

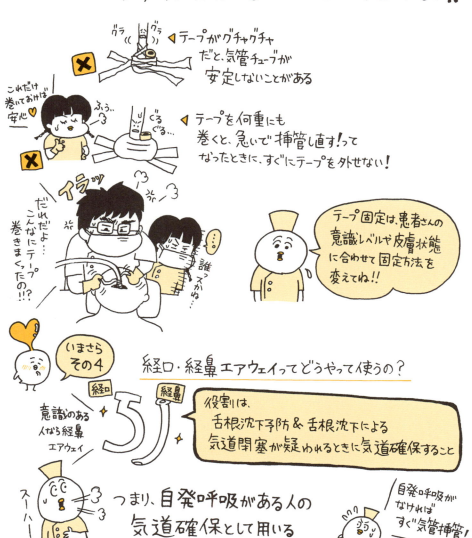

〜経鼻エアウェイ〜

"鼻咽頭エアウェイ"ともいう

with 安全ピン

・サイズは、患者さんの **鼻から耳朶までの長さ**（耳たぶ）

注意
- 脳出血や頭蓋内出血が疑われる患者さんは経鼻エアウェイ挿入時に苦痛で血圧が上昇してしまうので禁忌。
- 骨髄液漏などがあり、頭蓋底骨折が疑われる場合も禁忌（頭蓋内に先端が入りこむ）

- 口が開かない
- 口の周りに外傷がある
- 意識があり、経口エアウェイが使えないときに使用

安全ピン

何でお前がここに…!?って思っているだろ〜!

経鼻エアウェイの落下予防＆エアウェイ挿入の長さ調整

術者の利き手側の鼻孔のほうが挿入しやすい

〜挿入の手順〜

1. 経鼻エアウェイのサイズを決める
　（鼻孔から耳朶までの長さ!）
　短いと、舌根沈下を防げず
　長すぎると、食道に入っちゃうよ

2. 経鼻エアウェイにキシロカイン®ゼリーなどの潤滑剤を塗って挿入
　（垂直に挿入していく） アレルギー注意☆
　こっちが鼻中隔　◁ 斜めに切ってある側に鼻中隔が来るように挿入（そうしないと先端が鼻中隔に当たって出血の可能性がある）

3. 舌根まで挿入できたら、エアウェイの先端に安全ピンを付ける（必ず!）

4. 気道開通しているか評価。
　← 安全ピン

〜経口エアウェイ〜

"口咽頭エアウェイ"ともいう

・サイズは患者さんの **口角から下顎角** までの長さ

意識が回復すると咽頭反射を起こすので抜去する

- 意識がない患者さんに使用。
意識があると、口咽頭反射による嘔吐を誘発する原因になるので使用しない

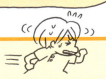

LESSON 6 挿管介助

〜挿入の手順〜

1. 経口エアウェイのサイズを決める
   （口角から下顎角までの長さ！）
   長くても短くても気道閉塞してほう

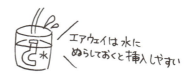
エアウェイは水にぬらしておくと挿入しやすい

2. 下顎を挙上させ、経口エアウェイを180°反転させたまま挿入

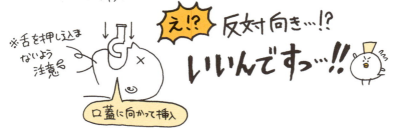

え！？反対向き…！？
いいんですっ‼

※舌を押し込まないよう注意
口蓋に向かって挿入

3. 軟口蓋まで挿入できたら正しい向きに回転させる

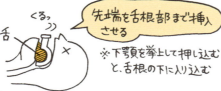

先端を舌根部まで挿入させる
※下顎を挙上して押し込むと、舌根の下に入り込む

ちなみに手技は、手袋、マスク、エプロンを着用してね
患者さんの頭側に立って手技を行うよ！

4. 気道開通しているか評価

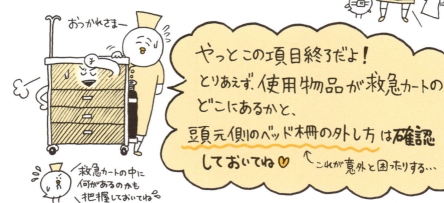

おつかれさまー

やっとこの項目終了だよ！
とりあえず、使用物品が救急カートのどこにあるかと、
頭元側のベッド柵の外し方は確認しておいてね♡
←これが意外と困ったりする…

救急カートの中に何があるのかも把握しておいてね

LESSON 7

重症部屋患者さんのベッドサイド観察点

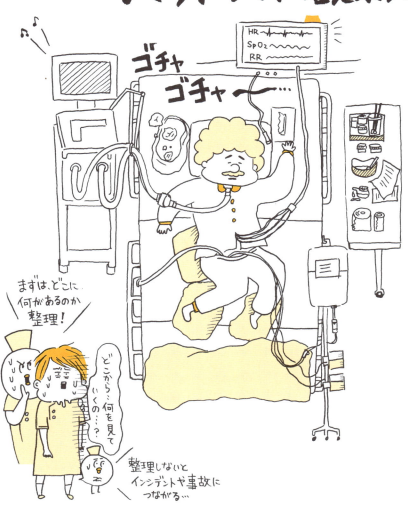

チェック①「人工呼吸器」

人工呼吸器をつけているから安心なわけではない

- 呼吸器の設定と患者の呼吸状態、同調しているか
- 気管支吸引用カテーテル、人工鼻などは定期的に交換されているか
- 非常用電源に接続されているか
- バッグバルブマスクはあるか
- エアリークはないか
- 回路やチューブが閉塞していないか
- 回路やチューブ内に水がたまっていないか

など…

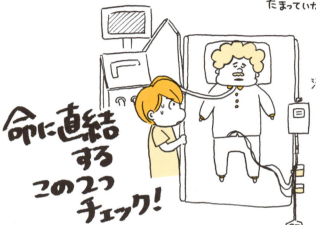

命に直結するこの2つチェック！

点滴ルートが絡まっているのは、事故につながる!! 勤務交代時、清拭などのケア時、点滴交換時などこまめにルート整理をする習慣をつけようね…!!

ゴチャ〜

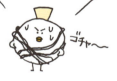

ルートの整理は本当に大事!!

チェック②「点滴」

- 点滴の種類・投与ルートは正しいか
- 点滴投与速度、点滴残量は正しいか
- ルートは定期的に交換されているか
- ルート閉塞はないか
- 三方活栓の向きは正しいか
- 点滴刺入部とテープ保護や固定状態の確認
- シリンジポンプなどの電源、充電状況

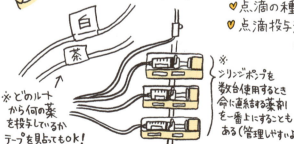

※どのルートから何の薬を投与しているかテープを貼ってもok！

※シリンジポンプを数台使用するとき命に直結する薬剤を一番上にすることもある（管理しやすいように）

ルートが絡まっていると、接続間違いを起こしやすい…!!

チェック③「ドレーン類」

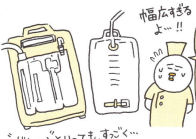

「ドレーン類」には、頭蓋内圧ドレーン、胸腔ドレーン、心のうドレーン、経皮経肝胆のうドレーンなど…さまざまだし、それぞれ観察点は違う…!!
共通して観察することを説明するね…!!

まずはココが一番大切

"ドレーン"といっても、すっごく…種類がある…

- ♡ ドレーンの挿入状態、縫合状態、**抜けていないか**
- ♡ 固定テープなどが剥がれていないか、汚染はないか
- ♡ ガーゼ保護状態、出血、滲出液の状態
- ♡ 排液の状態（性状や量）
- ♡ ドレーンが閉塞していないか、三方活栓の向きやクランプの状態
- ♡ ドレーンの屈曲はないか、ドレーンの位置、バッグの高さ
- ♡ 吸引装置を使用時、吸引圧の設定や電源は入っているか

クランプ指示注意！
クランプ開放し忘れとか…意外とあるで…!

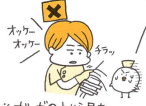

オッケーオッケー
チラッ

とくに勤務交代時や患者さんを動かした後はドレーン類をしっかり確認!

しっかり確認しておかないと…「いつから抜けていたの!?」ってなるから…「見てなかったの!?」ってなるから…

※ ガーゼの上から見ただけでOKだと思わない…!

チェック④「心電図モニター・パルスオキシメーター」

ベロンベロン
もー限界やでー

堪忍してぇ〜
テープ

汗をかいていたり、電極のシール面が乾燥したりすると剥がれやすいよ〜
タオル
タオルでやさしく肌をふいてね♡

※ 電極が貼り付きにくくなっていれば交換!!

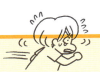
たまに剥がれやすくなった電極をテープ固定している人もいるけれど新しい電極に貼り替えたほうがGood

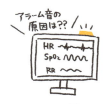

心電図モニター

- 心電図の電極は剥がれていないか
- 正しく測定できているか。HR、SpO₂、RRの値や波形、全身状態に異常はないか
- ベッドサイドのモニターと詰所のモニターは、対象患者を間違えていないか

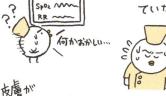

恐ろしいことに…詰所で表示しているモニターの対象モニター番号を間違えて違う患者さんのモニターを表示していたことがあった…

パルスオキシメーター

- SpO₂プローブが外れていないか
- SpO₂プローブが、きつすぎたり、ゆるすぎたりしていないか
- 皮膚障害を起こしていないか
- SpO₂は正確に測定できているか（呼吸状態に問題はないか）
- SpO₂プローブを巻いている皮膚の保清ははかれているか

指は手浴や温かいタオルで拭いてあげて

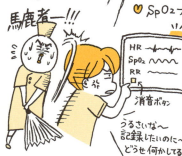

モニターアラームが鳴っていたら、まずは患者さんの様子を見に行く！！

アラームを消して放っておくのはダメ…

チェック⑤ 「膀胱留置カテーテル」

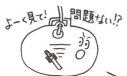

重症患者さんは、排尿状態の観察が超大事！

- 排尿量、尿の性状
- 蓄尿バッグの位置（高さ）
- カテーテル内の尿の混濁、閉塞はないか
- カテーテルの位置、屈曲していないか
- 陰部や固定テープの皮膚状態
- 発熱などの感染徴候はないか

チェック⑥ 「褥瘡予防」

- 日常生活自立度は？体位変換は必要か．
- ポジショニングピローは、効果的に使用できているか
- 不快感や体勢に対する痛みはあるか．
- 皮膚状態の観察（とくに褥瘡好発部位）
- スキンテア予防は必要か
- 皮膚保護材使用時、剥がれたりしていないか
- マットレスは適切か．（必要時エアマットなどに変更）

興味深すぎる褥瘡ケア…今回は基本的な観察点を説明するね♪

～まず、褥瘡好発部位とは～

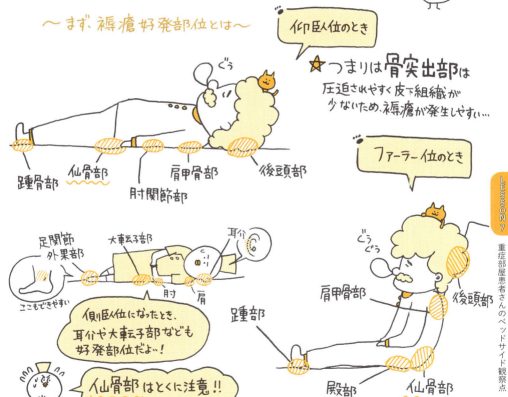

仰臥位のとき

★つまりは**骨突出部**は圧迫されやすく皮下組織が少ないため、褥瘡が発生しやすい…

踵骨部／仙骨部／肘関節部／肩甲骨部／後頭部

ファーラー位のとき

足関節外果部（ここもできやすい）／大転子部／耳介／肘／肩

側臥位になったとき、耳介や大転子部なども好発部位だよ！

仙骨部はとくに注意!!

肩甲骨部／後頭部／踵部／殿部／仙骨部

〜褥瘡のリスクが高い人とは〜

「ブレーデンスケール」という褥瘡リスクを点数で評価する方法があるんだけど…

- 「知覚の認知」→ 不快感などに反応できるか
- 「活動性」→ 行動範囲
- 「可動性」→ 自分で動けるか
- 「栄養状態」→ 食事摂取状態
- 「摩擦とずれ」・「湿潤」

☆この6項目で評価している

☆例えば、どんな人が褥瘡リスクが高いかというと…

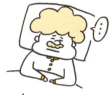

▶ 痛みを訴えない、自力で動けない

▶ 円背や関節拘縮がある

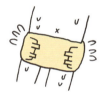

▶ オムツ内での排泄や汗で皮膚が湿っている

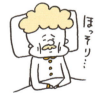

▶ 栄養状態が悪く、骨突出が目立つ

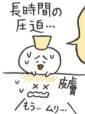

長時間の圧迫…

褥瘡は、圧力によって皮膚組織への血流が悪くなり、長時間同じ部位が圧迫されると、皮膚の損壊・細胞の壊死を引き起こす…

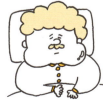

▶ 浮腫があり、皮膚が脆弱

〜褥瘡を予防するための3つの方法〜

▶ 体圧分散寝具の使用

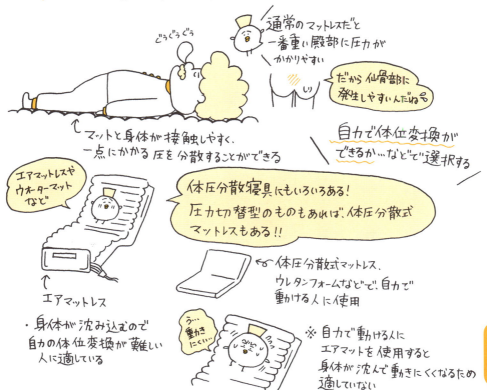

- 通常のマットレスだと一番重い殿部に圧力がかかりやすい
- だから仙骨部に発生しやすいんだね
- マットと身体が接触しやすく、一点にかかる圧を分散することができる
- 自力で体位変換ができるか…などで選択する
- エアマットレスやウォーターマットなど
- エアマットレス
- 身体が沈み込むので自力の体位変換が難しい人に適している
- 体圧分散寝具にもいろいろある！圧力切替型のものもあれば、体圧分散式マットレスもある!!
- 体圧分散式マットレス。ウレタンフォームなどで、自力で動ける人に使用
- ※自力で動ける人にエアマットを使用すると身体が沈んで動きにくくなるため適していない

▶ 体位変換とポジショニング

- ★ 2時間を目安に体位変換を行う（2〜3時間に1回など患者さんにもよる…）
- ★ 30°側臥位など患者の体格や骨突出部分、創部などを考慮してポジショニングを行う

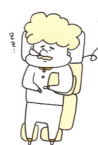

⚠注 やせている患者さんを30°側臥位にしたときに体を支える腸骨部に圧力がかかることもあるので注意

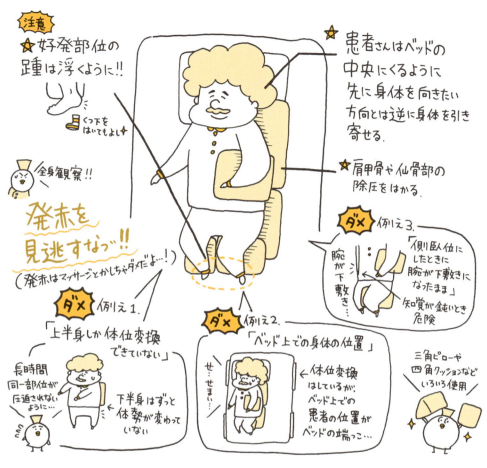

▶ スキンテア予防を行う

Skin…形 皮膚の
tear…名 裂け目

・スキンテアとは…
摩擦・ずれによって生じる皮膚裂傷のこと

真皮深層までの損傷を指す。

イテテ…

ズルッと、皮膚が裂けた状態

高齢者は皮膚が脆弱でスキンテアを起こしやすい

リスクがある人
・75歳以上
・長期のステロイド薬使用や抗凝固薬を使用している
・低栄養状態
・浮腫がある
・皮膚が著しく乾燥している
・皮膚に異常(水疱、紫斑など)がある。など…

痛い…ぶつけた…

四肢に生じることが多い…

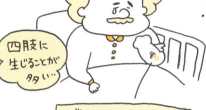

どういったときに起こるのか

・医療用のテープを剥がしたとき
・車椅子などでの移乗時に、車椅子にぶつかったとき
・寝衣交換のときにベッド柵にぶつけたなど…

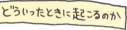
駆血帯の摩擦で生じることもある…

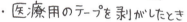
ズルバ

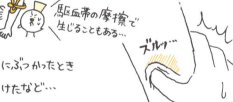
※患者さんの手を強く持つだけでもリスクがある。

対策

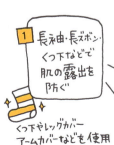
1 長袖・長ズボン・くつ下などで肌の露出を防ぐ
くつ下やレッグカバー、アームカバーなどを使用

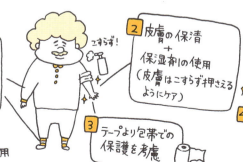
こすらず！
2 皮膚の保清＋保湿剤の使用
(皮膚はこすらず押さえるようにケア)
3 テープより包帯での保護を考慮

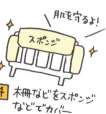
肌を守るよ！
スポンジ
4 木柵などをスポンジなどでカバー

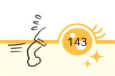

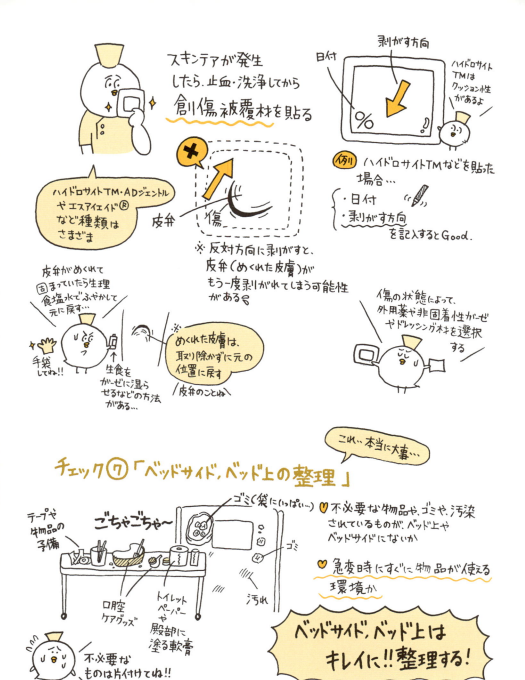

LESSON 8

エンゼルケア
（死後のケア）

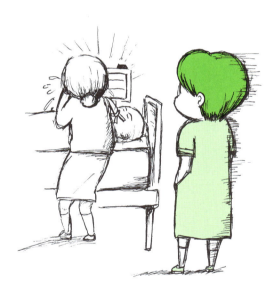

最期に看護師の私たちが
できること…

～エンゼルケアの目的～

- 医療器具を外してご遺体を清潔にする
- 死後の身体変化を最小限にして、その人らしい身だしなみに整える
- 家族の心のケア、亡くなられた患者さんと家族のお別れのサポート
- ご遺体からの体液や血液漏出による感染を防ぐ

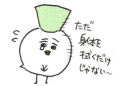
ただ身体を拭くだけじゃない…

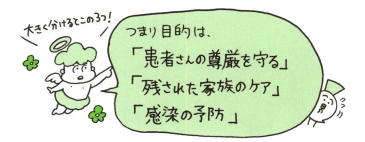
大きく分けるとこの3つ！
つまり目的は、
「患者さんの尊厳を守る」
「残された家族のケア」
「感染の予防」

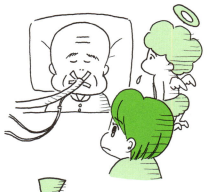

病気と闘ってきて、ドレーンや人工呼吸器がついていたり創部があったり…
生前の面影を少しでも取り戻して患者さんと家族が最期の時間を過ごせるようにしよう…

※病院によってや、また人によっても
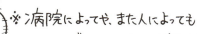
エンゼルケアのやり方や考え方も違う…
ここでは、作者の経験を踏まえて説明するね

〜死後のケアの流れ〜

① 医師による死亡確認

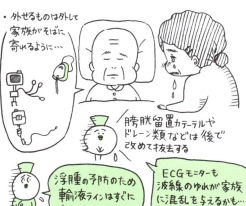

- 外せるものは外して家族がそばに寄れるように…
- 膀胱留置カテーテルやドレーン類などは後で改めて抜去する
- 浮腫の予防のため輸液ラインはすぐに止めたほうがいい…
- ECGモニターも波線のゆらぎが家族に混乱を与えるかも…（OFFにするときは必ず声かけ）

医療機器を止めるときや外すときは「止めさせていただきます」「外させていただきます」など家族へ声かけ‼

絶対声かけ!!

- 医師の死亡確認後 医療機器（モニターや酸素吸入や人工呼吸器など）を停止しモニター心電図や酸素マスク、点滴のラインなどを外す

もうこんな苦しそうなの外してあげて…‼
↑こう家族が言われることも多いけど…

※死亡確認の前に、人工呼吸器や酸素マスクなどは外せません…

② 外した点滴ラインやモニター類などの医療機器を部屋から出す

できるだけ見える医療機器を外す…

- ベッド周囲の医療機器をいったん片付けご遺体の外見を整える
- 「今から◯分後にお身体を拭かせていただきます」など伝え、エンゼルケアの準備中に家族との時間を過ごしてもらう

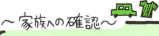
〜家族への確認〜

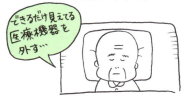
- お迎えの車（葬儀社の手配）
- 入れ歯の有無
- 最期に何を着てもらいたいか
- （女性など）普段使用されている化粧品があるか
- 死亡診断書の必要枚数

もし家族が取り乱して号泣されているなどしたら、少し時間を置く

◀生前の元気なときの写真があれば見せてもらえるとエンゼルケアのときに活用できるかも…！

※必要枚数を医師に伝える

③ エンゼルケアの準備ができたら、家族にいったん退室してもらう

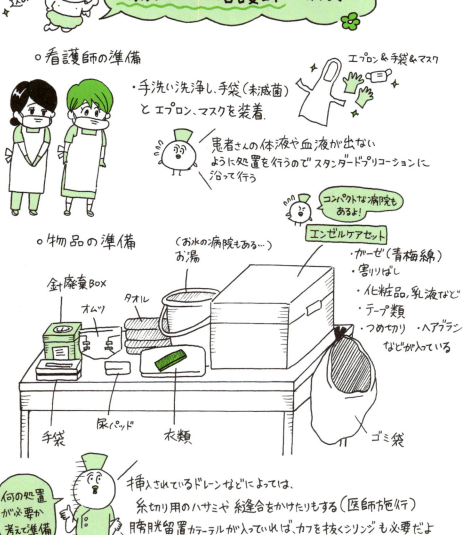

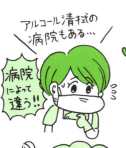

♡ 病院によってはご遺体の腐敗を防ぐために「水」で清拭するところもある…がっ！！

…じつは、お湯で拭いてもご遺体の深部体温にはあまり影響がない…

※死後入浴を行う場合は、36℃ほど(人肌程度)が良い(深部体温に影響するため)

→ 担当医にもお迎えの時間報告！

- エンゼルケアに入る前に、葬儀社のお迎えが何時予定か家族に確認しておく

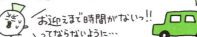

④ ドレーン類を抜去する

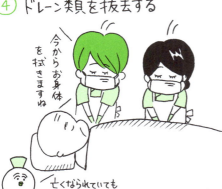

- ご遺体に一礼してから始めていく
枕を外して丁寧に傷つけないようにケアを行う.

◀ 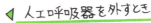 人工呼吸器を外すとき

- 口周りのテープを外したりするとき
「ベリッ」と勢いよく剥がすと

表皮剥離する危険性

あり、テープ類は慎重に剥がそう

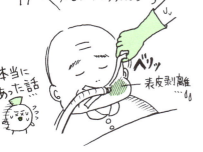

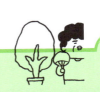

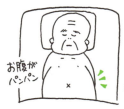

◀ **腹水が溜まっているとき**

・病院によっては腹水穿刺などの処置は行わないところが多い…

ご家族の意向を確認してもいいが腹水穿刺を行った後に漏液しやすい…

そして、診療報酬の範囲外…

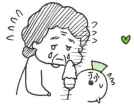

・「お腹に水が溜まって苦しそうだから水を抜いてあげてほしい」という家族もいるし…
「もう痛い思いはさせたくない」という家族もいる…
腹水穿刺後の漏液のリスクを説明したうえでも強く希望されるのであれば医師と腹水穿刺を検討する

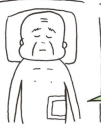

もし腹水穿刺を行ったら、穿刺部に厚めのガーゼを当てて圧迫固定を行う（家族にも説明）

ガーゼ+透明フィルムで防水！密封！

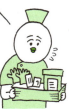

縫合時は厳密な滅菌操作じゃなくても良い…

※胸腔ドレーンなどの抜去は医師が施行.
傷口が大きい場合は、医師により縫合することもあるので準備する

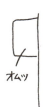

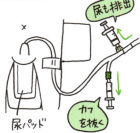

◀ **膀胱留置カテーテルを抜去するとき**

・必ずカフを抜いてから抜去する
・膀胱内の尿をシリンジで排出させたほうが膀胱留置カテーテル抜去後の尿漏れが少ない
・抜去後、オムツ+尿パッド装着

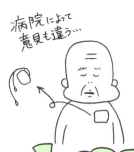

病院によって意見も違う…

◀ ペースメーカーが入っているとき

- 病院によっては、ペースメーカーは火葬のときに破裂の可能性があるため<u>医師により皮下から取り出し縫合する</u>ことがある
（縫合後、ドレッシング材やガーゼで保護）

> ペースメーカーを取り出さない場合、葬儀社に家族から事前に確認してもらったり、取り出さないときは伝えてもらう

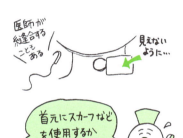

医師が縫合することもある / 見えないように…

◀ 気管切開をしているとき

- 十分に痰を吸引してから、気管チューブを抜去する
- 創部は縫合したり、ガーゼ＋透明フィルム＋サージカルテープ（肌色）などで密封保護を行う
- 清拭などが終わってから最後に首元にスカーフを巻くなどして創部をカバーする

> 首元にスカーフなどを使用するか家族に確認

- 気切孔はしっかり密封しておいたほうが良い
（気切孔からにおいがしてくることもある…）

> 病院によっては、気管切開後に綿を詰めてから縫合する施設もある

◀ ストーマがあるとき

- 腹部を「の」の字マッサージをして便を排出し、清拭後に新しいパウチに貼り替える
- 身体が冷たくなってきていると、パウチが肌にくっつきにくいため、手で上からやさしく押さえるようにすると、手の温度でパウチが引っ付きやすくなる
（家族にしてもらってもいいかも…✨）

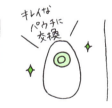

キレイなパウチに交換

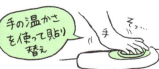

手の温かさを使って貼り替え

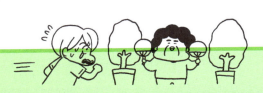

⑤ 汚物を排出する

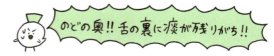のどの奥!! 舌の裏に痰が残りがち!!

※痰が残っていると時間が経過するとにおいがしてくる…

吸引

・痰が多かった患者さんは、しっかり口鼻腔吸引を行う
（挿管チューブが入っている患者さんは抜管する前に吸引しておく）

※病院によっては、患者さんを側臥位にして胃部を圧迫して胃内容物を排出する方法をとることもある.

病院による…

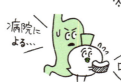

口元には膿盆やガーグルベースン

「の」の字にすると腸の走行に合う

ムリヤリ便は出さなくてもイイよ…

・殿部にオムツや便器を当てて、腹部を「の」の字に圧迫して便を排出する

病院によっては行わない施設もある!!

⑥ 口腔ケア、清拭、洗髪、陰部洗浄を行う

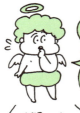

時間が経つとご遺体にも変化が出てくるよ♪

丁寧に心を込めてケアは行っていくけれど徐々に死後硬直が進んでいくのでスムーズにケアを行っていこうね♪

まずは… **口腔ケア優先！**

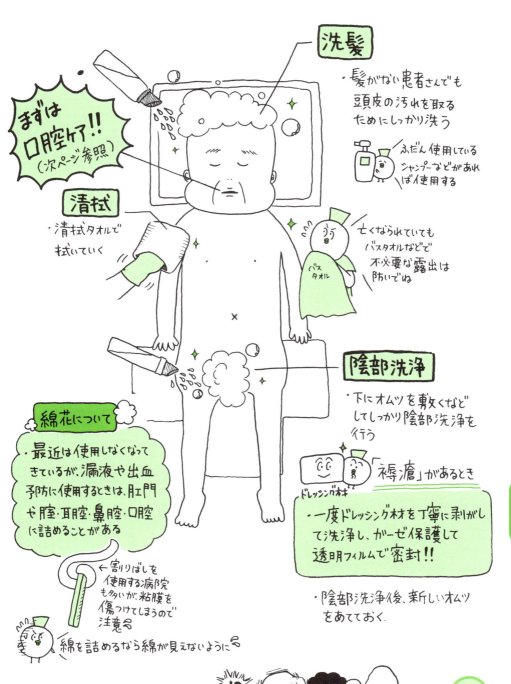

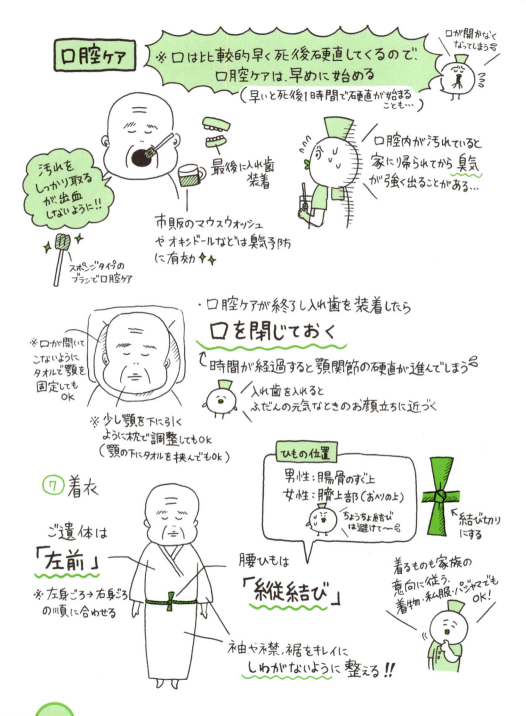

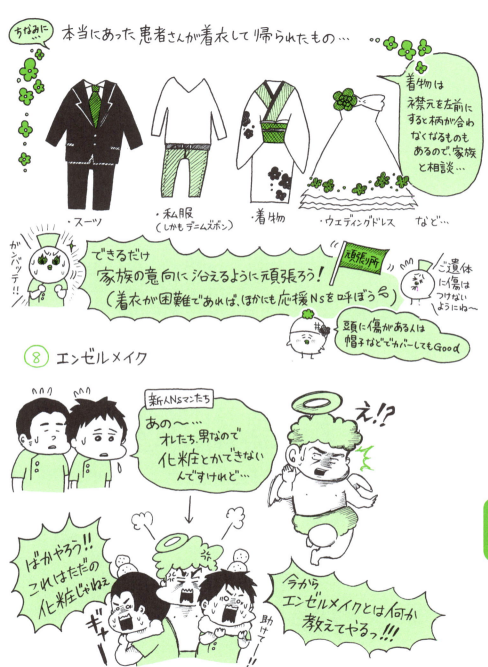

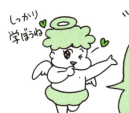

"エンゼルメイク"とは
病気などで失われた生前の面影を取り戻すために行うケア。その人らしい容貌に整える。
・エンゼルメイク＝顔を含む全身の整え
・顔のエンゼルメイク＝顔の整え

しっかり学ぼうね

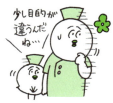

少し目的が違うんだね…

葬儀社の顔の整えは"葬送"を目的にしていて、儀式で大勢の人に対面するためのものであり、ふだんの状態に近づけて、帰られる準備をするのがエンゼルメイク

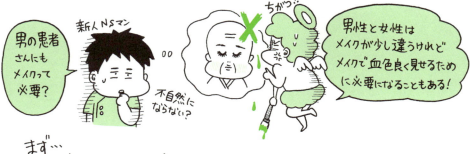

男の患者さんにもメイクって必要？

新人NSマン

不自然にならない？

ちがう!!

男性と女性はメイクが少し違うけれどメイクで血色良く見せるために必要になることもある！

まず…
※ 家族に、患者さんが使用していた化粧品（男性であればヒゲそり）があるか、エンゼルメイクに同席の希望があるかを確認する

口紅ヱヤファンデーションなど…

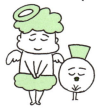

エンゼルメイクについても病院や個人の考え、時間的状況によってやり方が違う…
ここに書く手技以外にも方法はいろいろあります

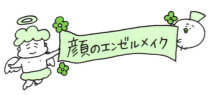

顔のエンゼルメイク

Ⓐ 顔のクレンジングを行う

クレンジングクリーム

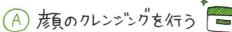

- クレンジングクリームをスプーンなどで手の甲に出して
- 手の甲から指で患者さんの顔にクリームをのせて、やさしく伸ばしていく
- 顔全体をクリームでマッサージ

※耳や小鼻、首の汚れも取る

螺旋状にクリームを伸ばす

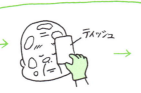 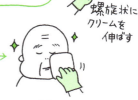

- ティッシュで軽く油分を抑える
- 顔全体に蒸しタオルでやさしく押し当てる
- こすらないように蒸しタオルでクリームをぬぐっていく

皮膚を傷つけないようにね!!

クレンジングクリームじゃなくてもしっかり泡立てた洗顔剤で皮脂や汚れを落してもOK!! しっかり皮脂を落とすとメイクのノリが違うよ!

洗顔剤でもOK♡

Ⓑ 乳液を塗る

化粧水＋乳液でもOK!
★保湿はすごく大切!!

- 顔全体に乳液をしっかりなじませる

保湿＆下地の効果✦があるよ

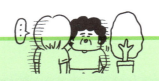

Ⓒ ファンデーションを塗る

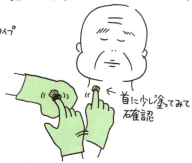
黄疸の人には黄色みが強いファンデーションを使うと自然な肌にできる…！
(赤みのあるファンデーションがあれば、それでもOK)

病棟に置いてあるのはパレットタイプが多い

本人の物があればそれを使用

首に少し塗ってみて確認

・手の甲でファンデーションの色を肌に合わせて作る
・首に一度少しだけ塗ってみて色を確認する

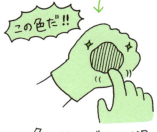
この色だ!!

・色が決まれば、しっかり混ぜて色のムラができないようにする

少し赤みが強いくらいがGood♪

スポンジ（使い捨て）

・スポンジなどを使って顔全体にのせていく（耳や首にも）

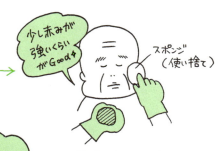
※死後30分ほどすると赤血球が背面に沈下していくことで、顔などの前面の蒼白化が確認できる…
ファンデーションやチークは血色を補っていく役割がある

単色を塗ってもOKなんだけれど肌色を混ぜて患者さんの肌に合わせたほうが自然になるよ!!

首や耳にもね

※フェイスパウダーがあれば、ブラシで顔全体にのせるとメイクが崩れにくくなる✦✧

Ⓓ チークカラーやアイブロウ、(女性の場合)アイラインやマスカラを行う

チークカラー

ブラシを使って行う

- ブラシを使って額、まぶた、頬、顎、耳たぶなど顔全体にのせる

> 耳たぶや顎にチークカラーをのせると、本当に生前の血色を補える…!!

じつは…

チークがない場合、口紅でも代用できる

- チークカラーがないとき、口紅を手の甲に薄く伸ばして発色を確認し、額や頬などにのせていく

自然な血色になるようにね

よし!!　よし!?　不自然にならないように…

アイブロウ(眉)

眉毛をつまんで毛に立体感を出すのもGood!

- 自然な眉になるように、眉ブラシやアイブロウペンシルで描いていく

濃かったり、くっきり眉になりすぎないように…

> 眉のない人は、眉ブラシでぼかしながら眉を足す

アイライン、マスカラ

- 筆を使ってまつ毛ギリギリラインにアイラインを引く（高齢者だと皮膚のたるみから、ペンシルタイプより筆のほうが使いやすい）

- 目尻を少し上がり気味に描くと穏やかに眠っている表情になる

- マスカラは目の下につかないようにティッシュペーパーを添えて塗る

ティッシュペーパー

LESSON 8　エンゼルケア(死後のケア)

E リップカラーを行う

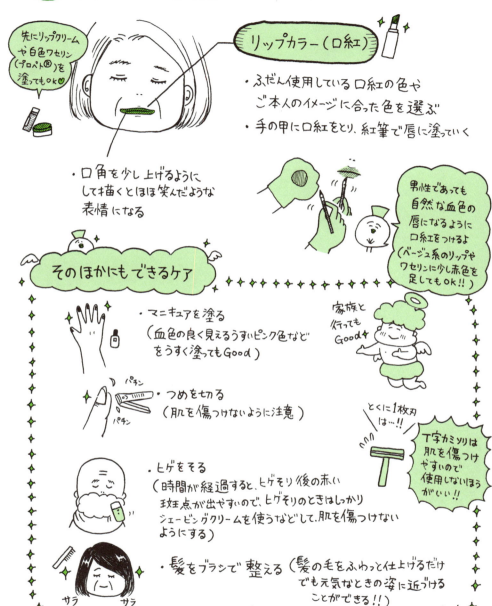

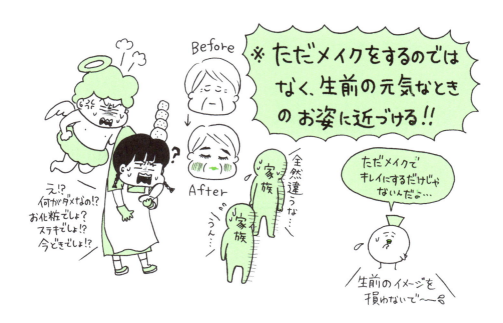

⑨ 更衣、エンゼルメイクなどが終われば、家族とお別れの
ひとときを過ごしてもらう

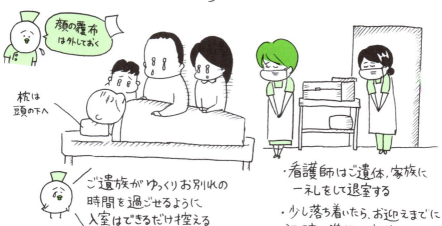
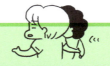

⑩ お見送り

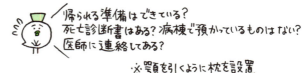
帰られる準備はできている?
死亡診断書はある? 病棟で預かっているものはない?
医師に連絡してある?

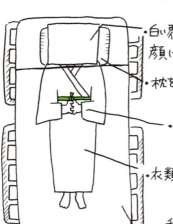

※顎を引くように枕を設置

- 白い覆布を顔にかける
- 枕を頭の下に置く(口が閉じる頭位に)
- (病院によっては) 手を胸元で組む

今は手を組んだりしない病院が増えてきている…

- 衣類にしわがないか確認し、必要時は整える
- 移送時はご遺体が他者から見えないように頭まで布団をかける

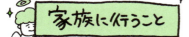

帰られてから家族が困らないようにね

- 出血や漏液予防のため、創部などにガーゼ保護や防水処置を行っていれば、その部位について説明しておく
  (出血、漏液時の対応方法についても説明する)

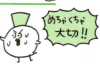
めちゃくちゃ大切!!

- 黄疸がある人は、時間の経過とともに肌の色が
  『黄 → 緑 → 灰色』へと変化してくる可能性があることを伝えておく.

- 蜂窩織炎の人は、患部の皮膚が時間の経過とともに緑がかった色に変化してくる可能性がある. また、患部の皮下にガスが発生し膨らむ可能性があることも伝える

「つきました」

葬儀社が到着しだい、ご遺体を移送し、専用のストレッチャーに移す

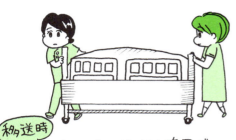

「移送時」
・人目にふれないように布団でご遺体を覆う。
・専用エレベーターなどを用いて移動

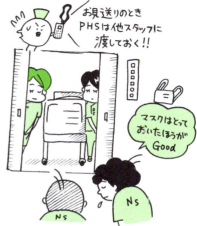

「お見送りのときPHSは他スタッフに渡しておく!!」
「マスクはとっておいたほうがGood」

・エレベーターホールまでお見送りをするスタッフは、エレベーターにご遺体や家族が乗ってから**完全にドアが閉まるまで**お辞儀をする

「残念なお見送り」
・エレベーターが完全に閉まる前にスタッフが去っていく…
「気を付けてね..」
「会話も気を付けてね...」

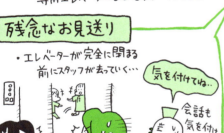

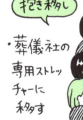

「抱き移し」
・葬儀社の専用ストレッチャーに移す

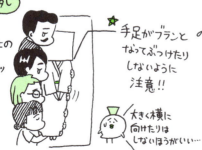

★手足がブランとなってぶつけたりしないように注意!!
「大きく横に向けたりはしないほうがいい…」

葬儀社さんが移す場合もあるし、スタッフが手伝って移すこともあるが、**あえて家族に手を借りることもある**…
状況を見て動いたり、葬儀社の方の指示に従う

← ※ベッド柵は外して倒れないようにしておこう!!

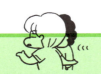

LESSON 8　エンゼルケア（死後のケア）

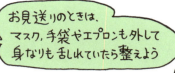

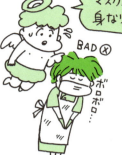

☆車が発進し見えなくなるまでお辞儀

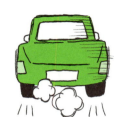

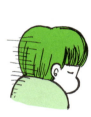 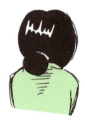 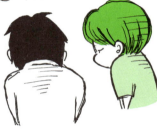

☆一般的にご遺体と死亡診断書は一緒に移送

 お辞儀は、家族と最後の挨拶をしたときと、ご遺体が車に乗ってハッチが閉まるときにも行う

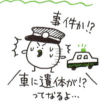

〜こんなとき、どうする…？〜

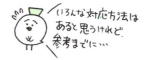
いろんな対応方法はあると思うけど、参考までに…

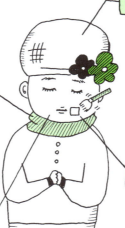

頭に傷がある
・洗髪やスキンケア後、創部から出血などしないようにガーゼなどで保護。最後に帽子を家族に用意してもらうなどして傷が人目につかないようにする。

気管切開孔がある
・テープ保護で密封。病院によっては気管に綿を入れて縫合する施設もある。最後はスカーフなどで首元が人目につかないようにする。

顔に傷がある
・スキンケア後に出血などしないように保護テープ（防水できるように）を貼り、上から肌色テープを貼る。最後にファンデーションなどでなじませて自然な状態にする。

黄疸がある
・エンゼルメイクでは、強めの黄色のファンデーションを塗ることで、自然な肌色に近づくことができる
（もしくは赤みのあるファンデーションでも可）
・時間経過とともに肌の色が灰色に変化していくことを家族には伝えておく
・人目につく手などにもファンデーションを塗ってもGood。

▶**時間経過によるご遺体の変化（心停止後の時間経過）**
・約1時間後：死斑出現
・約2〜3時間後：顎関節、頸関節に死後硬直が出現
・約6〜8時間後：全身の諸関節に死後硬直が出現　など…

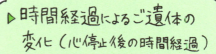
口腔ケアのところでも説明したけれど、早い人は死後1時間で顎関節が硬直する場合も…！

時間がない あなたに… 手順をザックリまとめました！

丁寧に行い、マナーと言動、行動に気を付けよう！

① 医師による死亡確認

↓

② 家族がそばに寄れるようにモニター類、点滴を外す

　モニター類などを止めるとき、何かを外すときも、「止めさせていただきます」と家族に声かけ

↓

③ エンゼルケアの準備（必要時、個室に移って行うこともある）
- 家族へ葬儀社のお迎えの手配をしてもらう（お迎えの時間が決まれば教えてもらう）
- 死亡診断書の必要数の確認

Drにもお迎えの時間を伝えておく

↓

④ エンゼルケアを始めることを家族に伝え、いったん退室してもらう

↓

⑤ エンゼルケアを行う
- ドレーン類は抜去、創部の処置（出血や漏液を防ぐように！）
- 吸引器で痰などを吸引（施設によっては便や胃内容物の排出を促すところもある）
- <u>口腔ケアは早めに行い、終了後入れ歯を装着して口が閉じるようにする</u>
  （顎関節の硬直が出現してくるため！！）
- 洗髪、清拭、陰部洗浄を行う
- 着衣（着物だと、襟が <u>左前</u>・腰ひもが <u>縦結び</u> になるように！）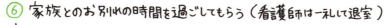
- 顔のエンゼルメイクを行う
  生前のお姿に近づけられるように、血色良く見えるように！　保湿はすっごく大切

何を着て帰るかを家族に確認

ご本人のものを使用してもOK

↓

⑥ 家族とのお別れの時間を過ごしてもらう（看護師は一礼して退室）

↓

⑦ お見送り
- 出血や漏液予防のため、ご遺体にどんな処置を行ったか伝えておく
- 忘れ物（病棟で預かっているもの）がないか確認
- 死亡診断書は家族に渡しておく
- 葬儀社が到着したら、移送し、お見送りを行う

マスク、手袋、エプロン、PHSなどは外したほうがいいよ〜

教えて ナースの大森ちゃんの テクニック

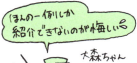

「ほんの一例しか紹介できないのが悔しい♡」

大森ちゃん

教えて下さい

限られた時間で患者さんとその家族と、どう向き合うかが大事

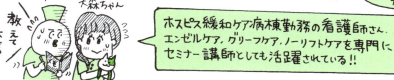

ホスピス緩和ケア病棟勤務の看護師さん。エンゼルケア、グリーフケア、ノーリフトケアを専門にセミナー講師としても活躍されている!!

◁ エンゼルケアでは **保湿** が大事（時間経過とともに皮膚が乾燥していくため）

・顔や手に乳液や保湿剤をつけることは、家族にとって手を出しやすいので、「お顔が少し冷たくなってきています。乳液がお肌になじみやすいように、お顔を包むようにして、皆さんの体温を届けてあげてもらえますか？」と声かけ

・手に乳液をつけるときは、手をマッサージするように塗ってもらう

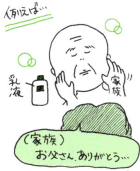

(例えば…)

乳液

家族

(家族)「お父さん、ありがとう…」

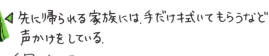

◁ 先に帰られる家族には、手だけ拭いてもらうなど声かけをしている。
（最後の触れ合いを大切にするためにも…!
"最後にかかわれた" という気持ちを大切に）

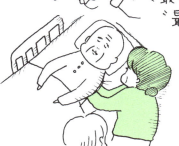

◁ 亡くなられたときから、どんどん体温は低下する。「もうこんなに冷たい」と涙を流す家族に背中はまだ温かいことがあるので、背中とマットの間に手を入れてもらい最後の温もりを感じてもらっている

LESSON 8 エンゼルケア（死後のケア）

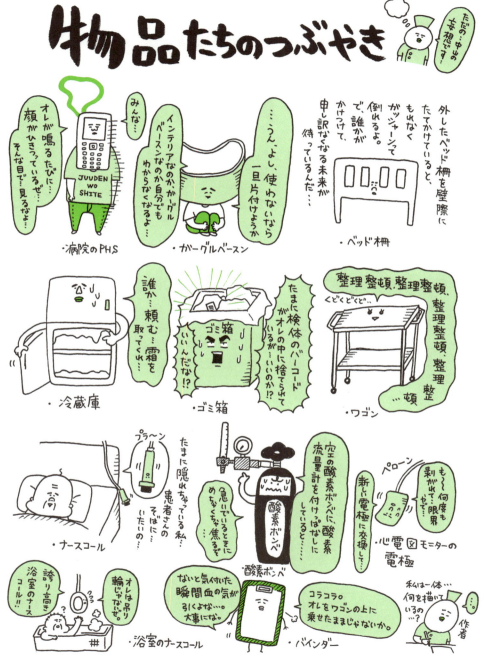

参考文献

1. 医療情報科学研究所. 看護技術が見える vol.2 臨床看護技術. 東京, メディックメディア, 2013, 386p.
2. 鎮目美代子ほか監. ひと目でわかるスーパービジュアル看護技術. 東京, 成美堂出版, 2015, 255p.
3. 猪又克子ほか監. Photo&Movie臨床看護技術パーフェクトナビ. 東京, 学研メディカル秀潤社, 2008, 334p.
4. 窪田敬一編. 最新ナースのための全科ドレーン管理マニュアル. 東京, 照林社, 2005, 189p.
5. 坂本すがほか監. 完全版ビジュアル臨床看護技術ガイド. 東京, 照林社, 2007, 710p.
6. 小林光恵. もっと知りたいエンゼルケアQ&A. 東京, 医学書院, 2012, 123p.
7. 川島みどり監. ビジュアル基礎看護技術ガイド. 東京, 照林社, 2007, 200p.
8. 吉田みつ子ほか監. 写真でわかる基礎看護技術アドバンス：基礎的な看護技術を中心に！. 東京, インターメディカ, 2016, 244p.
9. 特集：決定版！すぐに身につく！人工呼吸管理. 月刊ナーシング. 36(11), 2016, 5-96.
10. 特集：ナースができておくべき"まず、やる"技術. 月刊ナーシング. 33(1), 2013, 6-56.
11. 特集：脳神経外科病棟の夜勤だって慌てない！異常発見時の"並"対応と"神"対応. ブレインナーシング. 34(8), 2018, 685-747.
12. 特集：トイレでの急変 メカニズム・予防・対応. 月刊ナーシング. 30(11), 2010, 5-49.

索引

欧文・数字

55℃の湯の作り方	57
BURP 法	121
CVC	10
CV カテーテル挿入部の固定方法	22
CV 挿入後の観察点	23
CV ポート	10
E-C 法	110
ED チューブ	46
Fr 数	45
IVH	10
NG チューブ	44
PICC	10
TPN	10

あ行

胃ろう	48
塩析現象	69
エンゼルメイク	155

か行

顔のエンゼルメイク	157
下顎挙上法	74
片肺挿管	124
喀血	76
カテーテル関連血流感染	25
カテーテルの位置異常	25
カテーテルの太さ	45
カフ圧	109
カプノメーター	125
過量換気	131
簡易懸濁法	57
感染	24
気管チューブ	106
気管チューブのサイズ	107
気胸	24
気泡音の確認	52
逆流性誤嚥	60
菌血症	32
空気塞栓	24
クロスフィンガー法	119
経管栄養	48
経口エアウェイ	133
経口摂取	48
経静脈栄養	48
経腸栄養	48
経腸栄養時の薬剤投与方法	68
経鼻	48
経鼻エアウェイ	133
血胸	24
嫌気性	33
好気性	33
喉頭鏡	106
固定の見直し	64
固定用テープの作り方＆貼り方	53
コンタミネーション	42

さ行

鎖骨下静脈	9
時間経過によるご遺体の変化	165
尺側皮静脈	9
ジャクソンリース	130
終圧	85

初圧	85
初圧の正常値	96
静脈内血栓による閉塞	25
褥瘡好発部位	139
食道挿管	124
心窩部の聴診	124
シングルルーメン	11
髄液	82
髄液の性状	86
髄液の役割	83
髄液漏	85
髄膜炎	83
頭蓋内圧	85
スキンテア	143
スキンテア予防	143
スタイレット	108
スニッフィングポジション	116

た行

体圧分散寝具	141
体位変換とポジショニング	141
大後頭孔ヘルニア	84
大腿静脈	9
縦結び	154
ダブルルーメン	11
中心静脈圧	8
中心静脈栄養	48
チューブの固定方法	126
腸骨稜上縁	91
聴診器を当てていく順番	124
腸ろう	48

通性嫌気性菌	33
低髄液圧症候群	85
適正なカフ圧	129
てんかん発作	77
転倒混和	40
頭部後屈顎先挙上法	115
動脈穿刺	24
吐血	76
トリプルルーメン	11
トレンデレンブルグ体位	14

な行

内頚静脈	9

は行

敗血症	32
バイトブロック	108
左前	154
ファーラー位	50
ブレーデンスケール	140
粉砕投与法	57
偏性嫌気性菌	33
偏性好気性菌	33

ま行

末梢静脈栄養	48
右側臥位	76
滅菌手袋装着	37

ら行

ルンバール	82

あとがきマンガ

この度は、「悲しいくらい人に聞けない看護技術」を読んでいただいてはおりますが、本を描かせていただき誠にありがとうございました。作者の中山です。

大感謝

普段は看護師として働いており、本を読んで下さった皆様と同じ看護師の世界で戦っております。

ん？白衣がちぢんだのか？また白衣がきつくなった？私が巨大化したのか？

← 普段はズボンタイプの白衣.

看護師の世界は命を預かっているだけあって、本当に辛いときや本当に怖いときや本当にやめたいときがたくさんあって

患者さんと上手くかかわれない
先輩方に怒られた
むいていない？
モヤモヤ

自分の行為や観察不足で人の命がかかっている…？
何でこんなことしたの！？
急変
私がもっと気付けていたら…

ハードだし

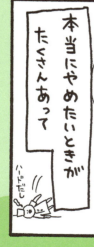

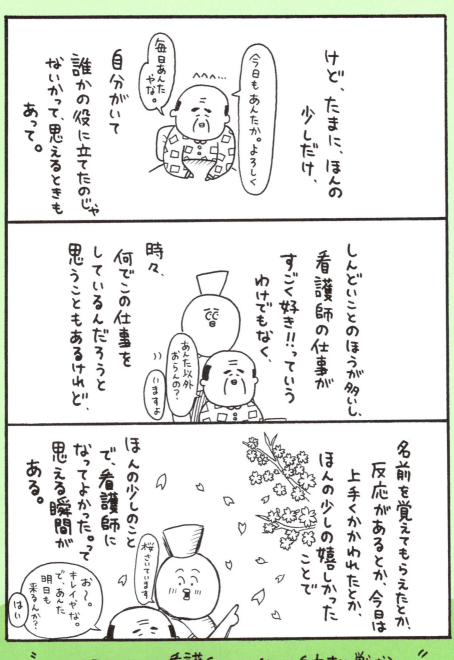

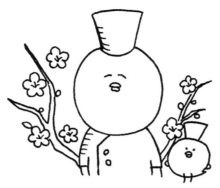

著者
中山有香里

平成21年に看護師国家試験に合格。同年から、大学病院の呼吸器内科・感染症内科に配属。平成26年より医療法人まつおかクリニックに勤務。平成27年より看護師兼イラストレーターとして活動する。

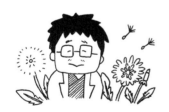

監修
小林正尚

平成23年に医師国家試験に合格。市立奈良病院、奈良県立医科大学附属病院で研修後、同大学の総合診療科に入局。平成30年から新潟県南魚沼で修行中。日本内科学会認定内科医。

スペシャル協力者
山中久美

中山の看護学生時代の元臨床指導者で、尊敬している看護師。現在看護師兼、奈良の富雄駅前で「とみお整骨院」を経営されている。

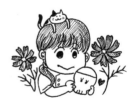

スペシャル協力者
ナースの大森ちゃん

緩和ケア病棟で働く看護師。エンゼルケアのセミナー講師などもされている。Twitterでは、緩和ケアに対する内容など現場での想いや技術がツイートされていて人気。

悲しいくらい人に聞けない看護技術
　ーズルカン2年生

2019年2月25日発行	第1版第1刷
2022年6月30日発行	第1版第7刷

著　者	中山 有香里（なかやま ゆかり）
発行者	長谷川 翔
発行所	株式会社メディカ出版 〒532-8588 大阪市淀川区宮原3-4-30 ニッセイ新大阪ビル16F https://www.medica.co.jp/
編集担当	詫間大悟／出路賢之介
装　幀	小守いつみ（HON DESIGN）
印刷・製本	株式会社シナノ パブリッシング プレス

Ⓒ Yukari NAKAYAMA, 2019

本書の複製権・翻訳権・翻案権・上映権・譲渡権・公衆送信権
（送信可能化権を含む）は、（株）メディカ出版が保有します。

ISBN978-4-8404-6857-2　　Printed and bound in Japan

当社出版物に関する各種お問い合わせ先（受付時間：平日9：00～17：00）
●編集内容については、編集局 06-6398-5048
●ご注文・不良品（乱丁・落丁）については、お客様センター 0120-276-115

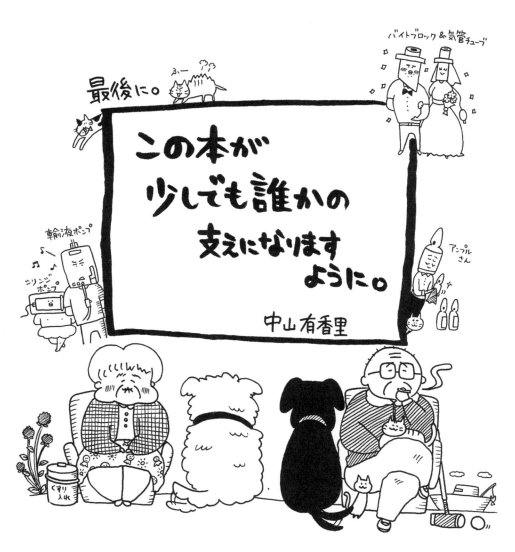